M. Siebels

Patientenaufklärung in der Urologie

Risiken und Komplikationen

Springer
*Berlin
Heidelberg
New York
Barcelona
Hongkong
London
Mailand
Paris
Singapur
Tokio*

Michael Siebels

Patientenaufklärung in der Urologie

Risiken und Komplikationen

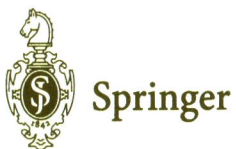

Dr. med. Michael Siebels
Klinikum Großhadern
Urologische Klinik und Poliklinik
Marchioninistraße 15
D-81377 München

ISBN-13:978-3-540-67942-4

Die Deutsche Bibliothek – CIP-Einheitsaufnahme
Patientenaufklärung in der Urologie: Risiken und Komplikationen/
Hrsg.: Michael Siebels. – Berlin; Heidelberg; New York; Barcelona;
Hongkong; London; Mailand; Paris; Singapur; Tokio: Springer, 2001
   ISBN-13:978-3-540-67942-4   e-ISBN-13:978-3-642-59569-1
   DOI: 10.1007/978-3-642-59569-1

Dieses Werk ist urheberrechtlich geschützt. Die dadurch begründeten Rechte, insbesondere die der Übersetzung, des Nachdrucks, des Vortrags, der Entnahme von Abbildungen und Tabellen, der Funksendung, der Mikroverfilmung oder der Vervielfältigung auf anderen Wegen und der Speicherung in Datenverarbeitungsanlagen, bleiben, auch bei nur auszugsweiser Verwertung, vorbehalten. Eine Vervielfältigung dieses Werkes oder von Teilen dieses Werkes ist auch im Einzelfall nur in den Grenzen der gesetzlichen Bestimmungen des Urheberrechtsgesetzes der Bundesrepublik Deutschland vom 9. September 1965 in der jeweils geltenden Fassung zulässig. Sie ist grundsätzlich vergütungspflichtig. Zuwiderhandlungen unterliegen den Strafbestimmungen des Urheberrechtsgesetzes.

Springer-Verlag Berlin Heidelberg New York
ein Unternehmen der BertelsmannSpringer Science+Business Media GmbH
© Springer-Verlag Berlin Heidelberg 2001

Die Wiedergabe von Gebrauchsnamen, Handelsnamen, Warenbezeichnungen usw. in diesem Werk berechtigt auch ohne besondere Kennzeichnung nicht zu der Annahme, dass solche Namen im Sinne der Warenzeichen- und Markenschutz-Gesetzgebung als frei zu betrachten wären und daher von jedermann benutzt werden dürften.

Produkthaftung: Für Angaben über Dosierungsanweisungen und Applikationsformen kann vom Verlag keine Gewähr übernommen werden. Derartige Angaben müssen vom jeweiligen Anwender im Einzelfall anhand anderer Literaturstellen auf ihre Richtigkeit überprüft werden.

Umschlaggestaltung: de'blik, Berlin
Satz: K+V Fotosatz GmbH, Beerfelden

SPIN 10718671   22/3130/Wd-5 4 3 2 1 0
Gedruckt auf säurefreiem Papier

Geleitwort

Die zunehmende Klagefreudigkeit der Patienten erfordert vermehrten Schutz operativ tätiger Ärzte, um sie vor ungerechtfertigten Schadenersatzansprüchen, zeitraubendem Schriftwechsel und langwierigen Prozessen zu bewahren.

Neben einer fachlich korrekten Selbsteinschätzung aufgrund entsprechender Erfahrung ist der beste Schutz vor unberechtigten Forderungen eine umfassende Aufklärung über mögliche Komplikationen, die trotz sorgfältiger Beachtung aller Vorsichtsmaßnahmen bei operativen Eingriffen auftreten können.

Was bei der Aufklärung zu beachten ist, wird von Rechtsanwalt Peter Groß prägnant und kompetent dargestellt. Daran schließt sich ein Überblick über mögliche Komplikationen bei den einzelnen urologischen Eingriffen unter Berücksichtigung der internationalen Literatur und der Erfahrungen aus der täglichen Praxis durch meine Mitarbeiter.

Das Buch ist einmalig in seiner Thematik und gehört in die Hand jedes Uro-Chirurgen sowie Gutachters. Zum einem führt es dem Patienten vor Augen, dass jede Operation das Risiko einer Komplikation in sich birgt, selbst wenn sie vom geschicktesten Operateur ausgeführt wird, zum anderen bietet es dem Patienten einen Überblick über mögliche Komplikationen bei dem für ihn vorgesehenen Eingriff. Somit erhält er eine wertvolle Unterstützung bei seiner Entscheidung, den geplanten Eingriff durchführen zu lassen oder nicht.

Sollte dieses Buch dazu beitragen, die Prozessflut und die Zahl der Schiedsgerichtsverfahren zu verringern, wäre nicht nur in ökonomischer Hinsicht, sondern auch bezüglich des Vertrauens zwischen Arzt und Patient viel gewonnen.

München, im Herbst 2000 Prof. Dr. med. Dr. h. c. mult. A. Hofstetter

Vorwort

„Der Arzt steht immer mit einem Bein im Gefängnis". Diese Auffassung mag übertrieben klingen, ist aber angesichts der von der Rechtsprechung im Laufe der Zeit entwickelten Anforderungen an den Umfang ärztlicher Aufklärung sowie der zunehmenden Prozessfreudigkeit von Patienten nicht ganz unberechtigt. Aufklärung gewinnt – gerade in der modernen Medizin – immer mehr an Bedeutung. Selbst wenn sie in vielen Fällen überflüssig erscheint, sollte sie von jedem Arzt äußerst ernst genommen werden: Eine umfassende Aufklärung dient nicht zuletzt auch der eigenen Sicherheit vor Schadensersatzansprüchen.

Im Jahre 1988 wurde die Aufklärungspflicht in die Musterberufsordnung (MBO) der deutschen Ärzte aufgenommen: „Der Arzt hat das Selbstbestimmungsrecht des Patienten zu achten. Zur Behandlung bedarf er der Einwilligung des Patienten. Der Einwilligung hat grundsätzlich eine Aufklärung im persönlichen Gespräch vorauszugehen" (§ 2 MBO, Aufklärungspflicht). Die Aufklärungspflicht ist ordnungsgemäß erfüllt, wenn sie verständlich, inhaltlich richtig, im gebotenen Umfang und rechtzeitig erfolgt.

Aufklärung sollte also nur soweit reichen, wie es die geplante Behandlungsweise erfordert. Deshalb muss sie auf den Einzelfall bezogen, d.h. auf die individuelle Risikostruktur des konkreten Patienten zugeschnitten sein. Natürlich spielen hierbei auch die Besonderheiten bezüglich Arzt und Klinik eine Rolle. Nicht zuletzt hängen Art und Umfang der Aufklärung vom jeweiligen Fachgebiet ab. Das klingt banal. Und so ist es um so erstaunlicher, dass sich die Fachliteratur bisher lediglich im Rahmen allgemeiner Diskussionen mit der Problematik der Patientenaufklärung auseinandersetzt.

Bei dem vorliegenden Werk handelt es sich um das erste Fachbuch im deutschsprachigen Raum, das sich mit dem Thema Aufklärung und Komplikationen speziell in der Urologie befasst. Zum einen soll es urologisch interessierten Medizinstudenten und urologischen Assistenten zur Fortbildung dienen, zum anderen möchte es erfahrene Kollegen der Urologie bei der täglichen Aufklärungsarbeit oder Tätigkeit als Gutachter unterstützen. Es richtet sich aber auch an Patienten, die sich einen Überblick über bestimmte Behandlungsformen, deren Risiken und bisher bekannte Komplikationen verschaffen wollen. Natürlich kann die Lektüre dieses Buches kein Aufklärungsgespräch ersetzen; sie kann dieses lediglich vorbereiten oder ergänzen und den Patienten befähigen, die Informationen des Arztes kritisch zu verfolgen und ggf. Fragen zu stellen.

Auch wenn versucht wurde, für alle Gebiete der Urologie eine möglichst komplette Auflistung gängiger Komplikationen zu leisten, kann keine Garantie auf Vollständigkeit gegeben werden. Im Vordergrund stand das Ziel, dem Arzt eine Art Nachschlagewerk an die Hand zu geben, das ihn in die Lage versetzt, die wichtigsten Komplikationen häufiger operativer Behandlungen in der Urologie schnell zu überblicken. Deshalb wurde bewusst auf die Erörterung seltener Behandlungen oder Therapien mit experimentellem Charakter verzichtet.

Um die Komplikationsraten anhand von Studien genau zu definieren, wurden vorrangig Studien mit großer Patientenzahl herangezogen. Bei einigen urologischen Eingriffen stand jedoch kein Zahlenmaterial zur Verfügung, so dass die Auflistung der möglichen Komplikationen hier ohne Angabe von Prozentzahlen erfolgen musste.

Der Abschnitt Vasektomie wurde aufgrund zahlreicher aktueller Rechtsurteile zu diesem Thema besonders ausführlich behandelt.

An die Leser ergeht die Bitte, Verbesserungsvorschläge zu unterbreiten und uns auf eventuell notwendige Aktualisierungen hinzuweisen.

Wir bedanken uns beim Springer-Verlag für die Verwirklichung dieses Projektes und die kooperative Zusammenarbeit.

Mein besonderer Dank geht an meine Frau, Dr. phil. Andrea Hübner-Siebels, und ihre Agentur „Idee-Konzept-Text" für ihre Unterstützung bei der sprachlichen Gestaltung dieses Buches.

München, im Herbst 2000   Michael Siebels

Inhaltsverzeichnis

1 Anforderungen an die Aufklärungspflicht des Arztes 1
P. Groß

1.1 Einleitung 1
1.2 Inhalt und Umfang der ärztlichen Aufklärung 2
   1.2.1 Vorbemerkungen 2
   1.2.2 Einzelheiten 2
      Aufklärungspflicht über Behandlungsalternativen
      und ihre Erfolgsaussichten 2
      Aufklärung über die Dringlichkeit des Eingriffes 3
      Zur Aufklärungspflicht über extrem seltene Risiken .. 4
      Anforderungen an die Aufklärung bei
      Fremdbluttransfusionen 4
      Adressat der Aufklärung 5
      Ausländische Patienten 5
      Ausnahmen: Entbehrlichkeit/Begrenzung
      der Aufklärung 5
1.3 Rechtzeitigkeit der Aufklärung 7
   1.3.1 Vorbemerkungen 7
   1.3.2 Einzelheiten 8
      Zeitpunkt der Aufklärung beim
      diagnostischen Eingriff 8
      Kleinere und mit wenig Risiken
      verbundene Eingriffe 8
      Eingriffe mit möglicherweise einschneidenden
      Folgen für den Patienten 8
      Narkoserisiken 9
      Aufklärung über mögliche intraoperative Erweiterungen 9

1.4 Beweisrechtliche und prozessuale Gesichtspunkte 9
   1.4.1 Beweislastgesichtspunkte 9
   1.4.2 Sicherheits- bzw. therapeutische Aufklärung 10
   1.4.3 Einwand der hypothetischen Einwilligung 10
1.5 Schlusswort 11

2 Urologische Diagnostik 13
U. Müller-Lisse

2.1 Diagnostische Uroradiologie 13
   2.1.1 Kontrastmittel 13
   2.1.2 Spezielle Untersuchungen 16
      Ausscheidungsurografie 16
      Kavernosografie und Kavernosometrie 17
      Zystogramm 18
      Miktionszysturethrografie (MCU) 18
      Retrograde Urethrozystografie 19
      Retrograde Ureteropyelografie (RUP) 20
      Antegrade Pyelografie 21
      Perkutane retrograde Urografie 21
      Computertomografie (CT) 22
      Magnetresonanztomografie 23
2.2 Interventionelle Uroradiologie 25
   2.2.1 Embolisation von Nierenzellkarzinomen 26
   2.2.2 Embolisation von arteriovenösen Malformationen
      und Blutungen der Niere 26
   2.2.3 Embolisation im Becken 27
   2.2.4 Transluminale Angioplastie der Nierenarterie 28
2.3 Endoskopische Verfahren 29
   2.3.1 Photodynamische Diagnostik der Harnblase 29
   2.3.2 Photodynamische Diagnostik
      von HPV-Effloreszenzen 31
2.4 Punktionsverfahren 32
   2.4.1 Prostatabiopsie 32
   2.4.2 Nierenbiopsie 33
2.5 Urodynamik 34
Literatur 36

3 Urologische Eingriffe 41
M. Siebels, R. Oberneder, P. Stürminger

3.1 Endoskopische Eingriffe 42
P. Stürminger, M. Siebels
  3.1.1 Harnröhreneingriffe 42
    Urethrozystoskopie 42
    Urethrotomia interna 43
    Periurethrale Injektion bei Inkontinenz 44
  3.1.2 Prostataeingriffe 46
    Transurethrale Blasenhalsinzision (Turner-Warwick) . 46
    Transurethrale Resektion der Prostata (TUR-P) 47
    Transurethrale Mikrowellen-Thermotherapie (TUMT) . 50
    Transurethrale Nadelablation (TUNA) 51
  3.1.3 Transurethrale Lasereingriffe 52
    Allgemeines 52
    Interstitielle Laserkoagulation (ILK) 53
    Transurethrale ultraschallgesteuerte laserinduzierte
    Prostatektomie (TULIP) 54
    Transurethrale Laserablation der Prostata (TULAP) . . 55
    Lasertherapie von Harnblasentumoren 56
  3.1.4 Harnblaseneingriffe 57
    Suprapubische Zystostomie (Pufi, Cystofix) 57
    Transurethrale Elektroresektion von Blasentumoren
    (TUR-Blase) 57
  3.1.5 Harnleitereingriffe 59
    Ureterorenoskopie (URS) 59
    Harnleiterschienung 60
  3.1.6 Niereneingriffe 61
    Perkutane Nephrolithotomie (PNL) 61
    Perkutane Pyelolithotomie 62
3.2 Laparoskopische Eingriffe 62
R. Oberneder
  3.2.1 Allgemeines 62
  3.2.2 Vor- und Nachteile laparoskopischer urologischer
    Eingriffe und Indikationsstellung 63
  3.2.3 Überblick über laparoskopische urologische Eingriffe . 63
  3.2.4 Aufklärung vor laparoskopischen Eingriffen 65

3.2.5 Besonderheiten einzelner laparoskopischer
urologischer Eingriffe 66
Onkologische Eingriffe 66
Ablative Operationen 67
Rekonstruktive Operationen 68
Explorative/protektive Operationen 68
3.2.6 Zusammenfassung 68
3.3 Offene Eingriffe 69
M. Siebels
3.3.1 Eingriffe an Penis und Harnröhre 69
Meatotomie und Zirkumzision 69
Penis(teil)amputation 70
Divertikulektomie bei weiblichem
Harnröhrendivertikel 71
Korrektur einer Penisdeviation (Nesbit) 71
Revaskularisierung des Penis (bei erektiler Impotenz) 72
3.3.2 Eingriffe an Hoden und Nebenhoden 72
Hydrozelenoperation 72
Spermatozelenabtragung 73
Inguinale Semikastration 73
Epididymektomie 74
Vasektomie 74
Vasovasostomie 76
Perkutane Hodenbiopsie (Biopsiepistole) 77
Skrotale Semikastration, subkapsuläre (plastische)
Orchiektomie 77
Varikozelenoperationen 78
Hodenfreilegung und Orchidopexie
(mit Orchidofunikulolyse) 80
3.3.3 Prostataeingriffe 80
Radikale Prostatovesikulektomie 80
Adenomenukleation (supra-, retropubisch, perineal) .. 85
3.3.4 Harnblaseneingriffe 87
Blasenteilresektion 87
Divertikulotomie 87
Radikale Zystektomie und Ileumneoblase 88
Radikale Zystektomie und supravesikale Harnableitung 90
Blasenaugmentation 90

	Operation der Stressinkontinenz	
	(Burch, Marshall-Marchetti-Krantz)	91
	Artifizielle Sphinkterimplantation	91
3.3.5	Harnleitereingriffe	94
	Harnleiter-Neueinpflanzung	
	(z. B. bei vesikoureteralem Reflux)	94
	Ureterozystoneostomie ohne/mit Antirefluxplastik	
	(Boari, Psoas-Bladder-Hitch)	95
	Offene Ureterozelenresektion	95
3.3.6	Niereneingriffe	96
	Einfache Nephrektomie, Nephroureterektomie	96
	Radikale (transperitoneale) Tumornephrektomie	97
	Lymphadenektomien (LAE)	99
	Ureteropyeloplastik (Anderson-Hynes)	101
	Nierenzystenresektion	102
	Adrenalektomie	103
	Nephropexie	103

Literatur 104

4 Spezielle Eingriffe beim Kind 115
R. Oberneder

4.1 Allgemeines 115
4.2 Endoskopische Eingriffe beim Kind 117
    4.2.1 Harnröhreneingriffe 117
        Urethrozystoskopie 117
        Urethrotomia interna beim männlichen Kind 117
        Urethrotomia interna beim weiblichen Kind 117
        Inzision oder Resektion von Harnröhrenklappen 117
    4.2.2 Harnblaseneingriffe 118
    4.2.3 Harnleitereingriffe 118
    4.2.4 Niereneingriffe 118
4.3 Offene Eingriffe 118

5 Sonstige Eingriffe 119
M. Siebels

5.1 Übertragung von Blutkonserven 119
5.2 Eigenblutspende 120
5.3 Extrakorporale-Stoßwellenlithotripsie (ESWL) 120
5.4 Schwellkörperautoinjektionstherapie (SKAT) 121
5.5 Chemotherapie (z. B. Hodenkarzinom) 121
5.6 Bacillus-Calmette-Guèrin-Therapie (BCG) 122
5.7 Hormontherapie (z. B. Prostatakarzinom) 123
5.8 Nierentransplantation 124
5.9 Lebendnierentransplantation 125
Literatur 126

Sachverzeichnis 127

KAPITEL 1 Anforderungen an die Aufklärungspflicht des Arztes

P. Groß

1.1 Einleitung

Nach wie vor erfordert jeder ärztliche Heileingriff grundsätzlich die vorherige Einwilligung des Patienten. Denn nach der von der Rechtsprechung vertretenen Auffassung erfüllt der ärztliche Eingriff den Tatbestand der Körperverletzung und bedarf deshalb, damit eine Strafbarkeit des Arztes ausscheidet, zur Rechtfertigung des Eingriffes der wirksamen Einwilligung des Patienten. Das Vorliegen einer wirksamen Einwilligung des Patienten ist nicht nur für die Straflosigkeit, sondern auch für die mögliche zivilrechtliche Haftung des Arztes relevant. Fehlt die wirksame Einwilligung des Patienten, begeht der Arzt eine Vertragsverletzung sowie zugleich eine unerlaubte Handlung nach § 823 Abs. 1 BGB und kann somit zur Leistung von materiellem Schadensersatz und Schmerzensgeld verpflichtet werden.

Voraussetzung für die Annahme einer wirksamen Einwilligung des Patienten ist eine ordnungsgemäß durchgeführte und umfassende Aufklärung über den anstehenden diagnostischen oder operativen Eingriff. Von einer ordnungsgemäßen Aufklärung und damit wirksamen Einwilligung des Patienten kann nur ausgegangen werden, wenn die Aufklärung inhaltlich zutreffend, im gebotenen Umfang und rechtzeitig vor Durchführung des Eingriffes erfolgt ist.

Die nachfolgenden Ausführungen befassen sich im ersten Teil mit der Frage des Umfangs der durchzuführenden Aufklärung und im zweiten Teil mit der Frage des richtigen Zeitpunktes für das Aufklärungsgespräch selbst. Im letzten Abschnitt werden schließlich einzelne beweisrechtliche und prozessuale Aspekte behandelt.

1.2 Inhalt und Umfang der ärztlichen Aufklärung

1.2.1 Vorbemerkungen

Ziel der Aufklärung vor einem Eingriff ist, dem Patienten die Risiken des Eingriffs vor Augen zu führen, damit er die Bedeutung seiner Einwilligung erfassen und sein Selbstbestimmungsrecht sachgerecht ausüben kann. In dem Aufklärungsgespräch geht es nicht um die Vermittlung medizinischen Entscheidungswissens, vielmehr soll der Patient ein allgemeines Bild von der Schwere und Richtung des konkreten Risikospektrums erhalten. Dabei sind ihm auch mögliche nachhaltige Belastungen für seine künftige Lebensführung mitzuteilen, selbst wenn diese Risiken sich sehr selten verwirklichen. Ferner hat der Arzt auch über eventuelle Behandlungsalternativen aufzuklären, wenn sie mit gleichwertigen Chancen, aber andersartigen Risiken verbunden sind. Aufklärungsadressat ist dabei stets der Patient; ist dieser noch minderjährig oder willensunfähig, hat die Aufklärung grundsätzlich gegenüber dem gesetzlichen Vertreter zu erfolgen, wobei für schwerwiegende Entscheidungen, also solche Eingriffe, die mit Risiken erheblicher Art verbunden sind, für den Fall der Minderjährigkeit die Einwilligung beider Eltern eingeholt werden muss.

1.2.2 Einzelheiten

Aufklärungspflicht über Behandlungsalternativen und ihre Erfolgsaussichten

Die Rechtsprechung betont stets, dass die Wahl der Behandlungsmethode primär Sache des Arztes ist. Nur für den Fall, dass mehrere medizinisch gleichermaßen indizierte und übliche Behandlungsmethoden zur Verfügung stehen, die aber unterschiedliche Risiken und Erfolgschancen haben, ist nach der Rechtsprechung von einer echten Wahlmöglichkeit für den Patienten auszugehen. Dann muss, soll die Aufklärung als ausreichend erachtet werden, diesem durch entsprechend vollständige ärztliche Belehrung über die Behandlungsalternativen die Entscheidung darüber überlassen bleiben, auf

1.2 Inhalt und Umfang der ärztlichen Aufklärung

welchem Weg die Behandlung erfolgen soll und auf welches der Risiken er sich einlassen will.

Einer der insoweit in Betracht kommenden Fälle ist insbesondere der, dass eine konservative Behandlung eine echte Alternative zu einer Operation darstellt.

Aufklärung über die Dringlichkeit des Eingriffes

Zur ordnungsgemäßen Aufklärung gehört auch die zutreffende Information darüber, wie dringlich der Eingriff ist. Zwar genügt nach der Rechtsprechung, dem Patienten eine Vorstellung von der Bedeutung des Zeitfaktors im Großen und Ganzen zu vermitteln. In jedem Fall hat der Patient aber ein Recht darauf, zu erfahren, ob nach medizinischer Erkenntnis eine sofortige Operation zur Verhinderung schwerer Gesundheitsgefahren angezeigt ist oder ob und wie lange er warten kann, um sich nach seinen Lebensumständen und Bedürfnissen den Entschluss für oder gegen den empfohlenen Eingriff gründlich überlegen zu können, sich vielleicht anderweitig beraten lassen und einen ihm passend erscheinenden Operationstermin in einem Krankenhaus seiner Wahl aussuchen zu können.

Ist eine Operation nicht in dem Sinne dringlich, dass sie zur Abwendung einer akuten oder schwerwiegenden Gefahr erforderlich ist, stellt die Rechtsprechung noch strengere Anforderungen an die Aufklärungspflicht des Arztes. Dies soll nach der Rechtsprechung vor allem dann gelten, wenn der Erfolg der Operation zweifelhaft ist, insbesondere wenn die Gefahr besteht, dass sich der Zustand des Patienten nach der Operation deutlich verschlechtern kann. Um dem Patienten eine eigene Entscheidung zu ermöglichen, müssen ihm in einer detaillierten, für den medizinischen Laien verständlichen Darlegung die Chancen und Risiken der Operation erörtert werden. Der Patient muss sich bewusst darüber werden, was im Falle eines Fehlschlages u. U. auf ihn zu kommt. Zudem hat der Arzt über Gefahren aufzuklären, die nicht eingriffsspezifisch, sondern generell mit jeder Operation verbunden sind. Ansonsten muss er über allgemeine Risiken wie z. B. Wundinfektion, Verletzung von Nerven und Gefäßen, Narbenbruch, Embolie und Thrombose nicht aufklären, da diese im Regelfall als bekannt vorausgesetzt werden dürfen. Etwas anderes gilt auch in diesen Fällen nur, wenn der Patient den Eingriff ersichtlich für ganz ungefährlich hält.

Zur Aufklärungspflicht über extrem seltene Risiken

Auch über extrem seltene, aber lebenseinschneidende Risiken hat der Arzt vor einem Eingriff regelmäßig aufzuklären. Sofern die Folgen bei der Realisierung eines eigentlich entfernt liegenden Risikos besonders schwerwiegend sind, muss der Arzt den Patienten darüber stets aufklären. So hat der Bundesgerichtshof beispielsweise für die Schutzimpfung gegen Kinderlähmung dahin erkannt, dass der Arzt vor Durchführung der Schutzimpfung auch über sehr seltene Risiken aufklären muss, die die Lebensführung schwer belasten und trotz ihrer Seltenheit für den Eingriff spezifisch, für den Laien aber überraschend sein können.

Die Aufklärung über seltene Risiken hat sich auch auf postoperative Folgen zu beziehen. Das Oberlandesgericht Köln hat dahin erkannt, dass auch dann über ein Risiko aufzuklären ist, wenn dieses statistisch sehr gering ist und möglicherweise unter 1% liegt. Im konkreten Fall hatte es der Arzt vor der Operation zur Behebung einer Stressinkontinenz durch Blasenhalshebung mittels eines Lyodura-Bandes unterlassen, auch darüber aufzuklären, dass in sehr seltenen Fällen kein Erfolg erzielt, sondern zusätzlich eine dauerhafte Dranginkontinenz ausgelöst werden kann. Der vom Gericht beauftragte Sachverständige hatte dieses seltene Risiko mit weniger als 0,1% angegeben. Dennoch hat das Oberlandesgericht Köln eine Verletzung der ärztlichen Aufklärungspflicht bejaht.

Anforderungen an die Aufklärung bei Fremdbluttransfusionen

Nach der Rechtsprechung sind Patienten stets über das Risiko einer Infektion mit Hepatitis und HIV bei der Transfusion von Fremdblut aufzuklären, sofern es für den Arzt ernsthaft in Betracht kommt, dass bei dem Patienten intra- oder postoperativ eine Bluttransfusion erforderlich werden kann. Darüber hinaus sind solche Patienten auf die Möglichkeit der Eigenblutspende als Alternative zur Transfusion von Fremdspenderblut hinzuweisen, soweit für sie diese Möglichkeit besteht. Zu diesem Ergebnis ist der Bundesgerichtshof unter Berücksichtigung der Grundsätze, die zur Frage der Aufklärung über Behandlungsalternativen von der Rechtsprechung entwickelt worden sind, gelangt.

Adressat der Aufklärung

Wie bereits oben erwähnt, hat die Aufklärung stets gegenüber dem richtigen Adressaten zu erfolgen, bei Minderjährigen also gegenüber dem gesetzlichen Vertreter. Bei Anstehen besonders schwerwiegender Entscheidungen mit erheblichen Risiken muss deshalb grundsätzlich die Einwilligung beider Eltern eingeholt werden. Das heißt, der Arzt muss sich bei besonders schwerwiegenden Entscheidungen Gewissheit darüber verschaffen, ob auch der nicht erschienene Elternteil mit der vorgesehenen Behandlung des Kindes einverstanden ist. Dies gilt nach der Rechtsprechung des Bundesgerichtshofes auch für einen Patienten, der fast volljährig ist.

Ausländische Patienten

Bei ausländischen Patienten muss der Arzt zum Aufklärungsgespräch eine sprachkundige Person beiziehen, wenn nicht sicher ist, ob der Patient die Erklärungen in deutscher Sprache versteht. Es reicht aus, wenn z. B. eine Putzhilfe oder eine Krankenschwester dolmetschen. Steht kein Dolmetscher zur Verfügung, so kann eine Aufklärung durch Zeichensprache und Zeichnungen genügen.

Sofern durch die Hinzuziehung eines Dolmetschers Kosten entstehen, wird diese m. E. der Arzt oder der Krankenhausträger zu tragen haben. Dies kann zumindest einer Entscheidung des Bundessozialgerichts entnommen werden, wonach jedenfalls die gesetzliche Krankenversicherung die Kosten nicht zu erstatten hat. Schließlich dient die Hinzuziehung eines Dolmetschers der Erfüllung einer dem Arzt obliegenden Pflicht (ordnungsgemäße Aufklärung).

Ausnahmen: Entbehrlichkeit/Begrenzung der Aufklärung

Nach der Rechtsprechung des Bundesgerichtshofes (BGH) muss der Arzt über das allgemeine Wundinfektionsrisiko nicht aufklären, da dieses auch dem Laien geläufig ist. Erkennt ein Arzt während der Durchführung einer Operation, dass er diese aufgrund einer falschen Diagnose eingeleitet hat, und stellt er weiter fest, dass Ursache für die Beschwerden eine andere als die diagnostizierte Krankheit war, ist der Arzt nach einem Urteil des Oberlandesgerichts Koblenz zum Abbruch der Operation nicht verpflichtet. Vielmehr kann er sofort operativ handeln, wenn die Abwägung zwischen dem Informations- und Selbstbestimmungsinteresse des Patienten auf der einen Seite und der Gesundheit des Patienten auf der anderen Seite dazu führt, dass sofortige andere operative Maßnahmen zu ergreifen sind, für die keine Einverständniserklärung des Patienten vorliegt. Dies gilt zumindest dann, wenn die indizierte operative Maßnahme grundsätzlich kein nennenswertes Risiko für die Gesundheit oder das Leben des Patienten in sich birgt.

Darüber hinaus kann sich aus der Dringlichkeit des Eingriffs eine Begrenzung der ärztlichen Aufklärungspflicht ergeben. Allgemein kann man sagen: Je dringlicher der Eingriff nach medizinischer Indikation und Heilungsaussicht ist, um so eher kann eine Begrenzung der ärztlichen Aufklärungspflicht gegeben sein, d. h., Genauigkeitsgrad und Intensität der Aufklärung können sich nach Lage des jeweiligen Einzelfalls verringern.

Entbehrlich, weil nicht durchführbar, ist die Aufklärung darüber hinaus in Zwangslagen, die aufgrund vitaler medizinischer Indikation keinen Aufschub dulden und in denen Aufklärung und Zustimmung des Patienten oder seines gesetzlichen Vertreters aus objektiven Gründen nicht möglich sind. Dies gilt etwa in dem Fall, dass der Patient bewusstlos ist, ein sofortiges Eingreifen wegen eines Notfalls erforderlich ist oder sich eine nicht voraussehbare intraoperative Notwendigkeit der Änderung oder Erweiterung des Eingriffs ergibt und gesetzliche Vertreter nicht erreicht werden können. Dann darf der Arzt den Patienten unter der Voraussetzung der sog. mutmaßlichen Einwilligung ohne weiteres behandeln. Von einer solchen mutmaßlichen Einwilligung kann der Arzt, falls ihm keine dagegen sprechenden Umstände bekannt sind, ausgehen, wenn die Annahme berechtigt ist, ein verständiger Patient würde in der Lage des konkreten Patienten dem Eingriff zustimmen.

Letztlich gibt es auch Fälle, in denen der Patient auf die Aufklärung verzichten will. Damit von einem Verzicht des Patienten auf die Aufklärung ausgegangen werden kann, muss dieser seinen entsprechenden Willen deutlich und unmissverständlich erklärt haben. Auch darf der Verzicht – worüber sich der Arzt Klarheit verschaffen muss – nicht auf einer irrigen Annahme nur geringer Risiken des bevorstehenden Eingriffs beruhen. In jedem Fall bezieht sich der erklärte Verzicht nur auf den für den Patienten absehbaren Rahmen der Behandlung.

Der Verzicht sollte von dem Arzt so dokumentiert werden, wie er erklärt wurde. Empfehlenswert erscheint es, auch die Gründe für die Verzichtserklärung und die Kenntnis des Patienten von dem vorgesehenen Rahmen der Behandlung in die Dokumentation aufzunehmen. Zweckmäßigerweise sollte sich der Arzt dies alles vom Patienten durch dessen Unterschrift bestätigen lassen.

1.3 Rechtzeitigkeit der Aufklärung

1.3.1 Vorbemerkungen

Nach der Rechtsprechung muss die Aufklärung so rechtzeitig erfolgen, dass dem Patienten ausreichend Zeit verbleibt, das Für und Wider der Operation gegeneinander abzuwägen und sich, wenn gewünscht, mit einem Dritten zu besprechen.

Für die Frage, wann in diesem Sinne eine Aufklärung rechtzeitig ist, ist die Schwere des beabsichtigten Eingriffs von entscheidender Bedeutung. Auch wenn der Bundesgerichtshof in zahlreichen Entscheidungen betont, dass sich der Zeitpunkt für die Durchführung des Aufklärungsgespräches nicht generell bestimmten lässt, sondern nur unter Berücksichtigung der im Einzelfall gegebenen Umstände, kann anhand der bisher ergangenen Rechtsprechung dennoch eine Leitlinie aufgestellt werden. Wichtig ist in jedem Fall, dass der Patient seine Einwilligung in den Heileingriff frei von Zwängen und im Vollbesitz seiner geistigen Kräfte gibt, also zum Zeitpunkt der Erklärung der Einwilligung nicht bereits unter der Einwirkung von Medikamenten steht oder – worüber die Rechtsprechung ebenfalls zu befinden hatte – schon auf dem Operationstisch liegt.

1.3.2 Einzelheiten

Zeitpunkt der Aufklärung beim diagnostischen Eingriff

Bei diagnostischen Eingriffen reicht es ebenso wie bei ambulanten Operationen grundsätzlich aus, wenn die Aufklärung am Tage des Eingriffs erfolgt. Allerdings muss in solchen Fällen dem Patienten im Zusammenhang mit der Aufklärung über die Art des Eingriffs und seine Risiken auch verdeutlicht werden, dass ihm eine eigenständige Entscheidung darüber, ob er einen Eingriff durchführen lassen will, überlassen bleibt. Für diese Überlegung und das Finden einer Entscheidung muss dem Patienten auch vor diagnostischen Eingriffen ausreichend Gelegenheit gegeben werden. Dies ist jedenfalls dann nicht mehr der Fall, wenn die Aufklärung im Untersuchungsraum in der Gestalt erfolgt, dass dem Patienten erklärt wird, ohne den Eingriff könne die Operation am nächsten Tag nicht durchgeführt werden. Denn dann steht der Patient unter dem Eindruck, sich nicht mehr aus einem bereits in Gang gesetzten Geschehensablauf lösen zu können.

Kleinere und mit wenig Risiken verbundene Eingriffe

Für den Fall einer stationären Behandlung muss das Aufklärungsgespräch spätestens am Vortag des Eingriffes stattfinden. Eine Aufklärung erst am Abend vor der Operation ist nicht mehr rechtzeitig.

Bei ambulanten Eingriffen ist es dem Arzt demgegenüber möglich, das Aufklärungsgespräch am Tag des Eingriffs durchzuführen. Allerdings muss der Arzt hier darauf achten, dass das Gespräch von der operativen Phase deutlich abgesetzt wird.

Eingriffe mit möglicherweise einschneidenden Folgen für den Patienten

Können mit einem Eingriff – unabhängig davon, ob es sich um eine stationäre oder ambulante Behandlung handelt – einschneidende Folgen für den Patienten verbunden sein, muss die Aufklärung bereits zum Zeitpunkt der Festlegung des Operationstermins erfolgen.

Narkoserisiken

Nach einem Urteil des Bundesgerichtshofes kann die Aufklärung über allgemeine - also nicht besondere - Narkoserisiken erst am Vorabend der Operation erfolgen.

Aufklärung über mögliche intraoperative Erweiterungen

In ständiger Rechtsprechung vertritt der Bundesgerichtshof die Auffassung, dass bei chirurgischen Eingriffen, bei denen der Arzt die ernsthafte Möglichkeit einer Operationserweiterung oder den Wechsel in eine andere Operationsmethode in Betracht ziehen muss, der Patient vor der Operation entsprechend aufzuklären ist. Bei im Voraus geplanten Operationen muss die Aufklärung dabei - worauf bereits oben hingewiesen wurde - sogar grundsätzlich schon bei Festlegung des Operationstermins erfolgen. Hat der Arzt vor der Operation Hinweise auf eine möglicherweise erforderlich werdende Operationserweiterung unterlassen und zeigt sich während der Operation die Notwendigkeit zu einem weiteren Eingriff, muss er, soweit dies möglich ist, die Operation beenden und den Patienten nach Abklingen der Narkoseeinwirkungen entsprechend aufklären und seine Einwilligung in den zusätzlichen Eingriff einholen. Erst wenn dann die Einwilligung des Patienten vorliegt, kann die Operationserweiterung vorgenommen werden. Ausnahmsweise darf der erweiterte Eingriff jedoch stattfinden, wenn die Operation aus medizinischen Gründen nicht unterbrochen werden kann und anzunehmen ist, dass die Operationserweiterung von der mutmaßlichen Einwilligung des Patienten gedeckt wäre.

1.4 Beweisrechtliche und prozessuale Gesichtspunkte

1.4.1 Beweislastgesichtspunkte

Beruft sich der Patient in einem Rechtsstreit auf eine unwirksame Einwilligung - etwa mit der Behauptung, die Aufklärung sei nicht oder nicht rechtzeitig oder aber nicht im gebotenen Umfang durchgeführt worden – trägt der Arzt die Beweislast dafür, dass er den Patienten vollständig und rechtzeitig aufgeklärt hat. Der Patient muss lediglich plausibel vortragen, warum nach seinem Dafürhalten eine ordnungsgemäße Aufklärung nicht gegeben ist und die Ausübung seines Selbstbestimmungsrechts deshalb beeinträchtigt wurde.

1.4.2 Sicherheits- bzw. therapeutische Aufklärung

Etwas anderes gilt nur dann, wenn dem Arzt eine fehlende oder falsche Sicherheits- bzw. therapeutische Aufklärung – diese Fälle können im Rahmen dieser Ausführungen nicht näher beleuchtet werden – vorgeworfen wird. Denn die Rechtsprechung ordnet Verstöße gegen die Pflicht zur sog. Sicherungsaufklärung als Behandlungsfehler ein, so dass der Patient hier die volle Darlegungs- und Beweislast trägt. Inhaltlich geht es um die Aufklärung des Patienten über richtiges Verhalten zur Sicherung des Heilerfolges oder den Hinweis auf die Notwendigkeit, die Wahrscheinlichkeit des Eingriffserfolges durch eine weitere Untersuchung klären zu lassen. Hierzu zählt die Rechtsprechung auch den Hinweis auf das Versagerrisiko einer Operation.

1.4.3 Einwand der hypothetischen Einwilligung

Für den Fall der Eingriffsaufklärung trägt der Arzt – wie oben ausgeführt – die volle Darlegungs- und Beweislast.

Gelingt dem Arzt dabei der Nachweis einer ordnungsgemäß durchgeführten Aufklärung nicht, kann er – neben weiteren hier nicht zu behandelnden Einwendungen – einen Fall der sog. hypothetischen Einwilligung vortragen. Mit anderen Worten: er muss dann darlegen und den Richter davon überzeugen, dass der Patient bei ordnungsgemäßer Aufklärung in die Behandlung eingewilligt hätte. Allerdings stellt die Rechtsprechung insoweit an den Nachweis strenge Anforderungen, um dadurch zu vermeiden, dass auf diesem Wege der Aufklärungsanspruch des Patienten und die damit einhergehende Beachtung seines Selbstbestimmungsrechts unterlaufen werden. Der Nachweis ist misslungen, wenn der Patient seinerseits plausibel,

d. h. nachvollziehbar darlegt, dass er sich bei ordnungsgemäßer Aufklärung in einem Entscheidungskonflikt darüber befunden hätte, ob er den Eingriff hätte vornehmen lassen sollen.

1.5 Schlusswort

Abschließend sei darauf hingewiesen, dass die vorstehenden Ausführungen lediglich Teilaspekte der ordnungsgemäßen ärztlichen Aufklärung beleuchten konnten und stets die Umstände im konkreten Einzelfall beachtet werden müssen.

KAPITEL 2 **Urologische Diagnostik**

U. Müller-Lisse

Diagnostische Verfahren mit möglichen Komplikationen in der Urologie betreffen im Wesentlichen uroradiologische Verfahren, Punktionsverfahren, endoskopische Verfahren sowie die zystomanometrischen Untersuchungen.

2.1 Diagnostische Uroradiologie

Die radiologische Untersuchung von Patienten mit urologischen Erkrankungen stellt seit langer Zeit eine wichtige Säule in der Patientenversorgung dar. Ursprünglich wurden Abdomenübersichtsaufnahmen, die Ausscheidungsurografie (intravenöses Urogramm) und die retrograde Ureteropyelografie zur Untersuchung von Patienten mit Flankenschmerzen, Hämaturie und vermuteter Obstruktion der ableitenden Harnwege eingesetzt. Seit den siebziger Jahren haben der Einsatz von Ultraschall, Computertomografie (CT), Magnetresonanztomografie (MRT), perkutaner und endoluminaler interventioneller Verfahren sowie die Weiterentwicklung der Kontrastmittel die Diagnostik und Therapie urologischer Erkrankungen entschieden erweitert.

2.1.1 Kontrastmittel

Röntgenkontrastmittel kommen überall da zum Einsatz, wo zu untersuchende Regionen aufgrund geringer Absorptionsunterschiede mit der Umgebung im nativen Röntgenbild nicht ausreichend zu differenzieren sind. Dabei wird grundsätzlich unterschieden zwischen

Kontrastmitteln, die zu einer Verminderung der Absorption von Röntgenstrahlen und damit zu einem negativen Kontrast führen, und Kontrastmitteln, die zu einer Erhöhung der Röntgenstrahlenabsorption und damit zu einer Kontrastverstärkung führen. Die sog. negativen Kontrastmittel sind Gase wie z. B. Luft oder Kohlendioxid. Im Anwendungsbereich kommt es zu einer Aufhellung, d. h. auf dem Röntgenbild erscheint ein schwarzer Kontrast. „Positive" Kontrastmittel sind jodhaltige Kontrastmittel oder Bariumsulfat. Durch sie kommt es im untersuchten Bereich zu einer Verschattung, d. h. auf dem Röntgenbild erscheint ein weißer Kontrast.

Bei den positiven Kontrastmitteln wird zwischen wasserlöslichen und nicht-wasserlöslichen Substanzen unterschieden. Die Standardsubstanz der nicht-wasserlöslichen Kontrastmittel stellt das Bariumsulfat dar, welches allerdings heute ausschließlich in der Magen-Darm-Diagnostik Anwendung findet und damit in der Uroradiologie keine Rolle spielt.

Wasserlösliche Kontrastmittel enthalten als kontrastverursachendes chemisches Element Jod, in der Regel gebunden an einen Benzolring. Bei den wasserlöslichen Kontrastmitteln unterscheidet man 4 Gruppen:

▶ hochosmolare ionische Kontrastmittel,
▶ niederosmolare ionische Kontrastmittel,
▶ niederosmolare nicht-ionische Kontrastmittel,
▶ isotone nicht-ionische Kontrastmittel.

Die Gabe von jodhaltigen Kontrastmitteln (KM) für diagnostische Zwecke, sei es intravenös (IVU, Angiografie, CT) oder direkt in bestimmte Hohlorgane (Nierenbecken, Urethra, Harnleiter, Blase), ist in der Uroradiologie weit verbreitet [29].

In der Magnetresonanztomografie (MRT) spielen jodhaltige Kontrastmittel keine Rolle. Vielmehr kommen Substanzen mit paramagnetischen Eigenschaften, z. B. vor allem das Gadolinium als Vertreter der seltenen Erden, zum Einsatz [47]. Gadolinium per se ist eine hochgiftige Substanz, die nur in stabiler Verbindung mit einer zweiten Substanz verwendet werden darf, mit der gemeinsam Gadolinium aus dem Körper eliminiert wird. Das in Deutschland am weitesten verbreitete MRT-Kontrastmittel ist Gadolinium-DTPA.

2.1 Diagnostische Uroradiologie

Die beschriebenen Kontrastmittel gehören sicherlich zu den am weitesten verbreiteten und auch sichersten Medikamenten. Nichtsdestotrotz sind verschiedene Überempfindlichkeitsreaktionen auf Kontrastmittel bei intravasaler Applikation beschrieben, die in schwere und leichte Nebenwirkungen unterteilt werden können [8]. Die Gesamtinzidenz von Kontrastmittelüberempfindlichkeitsreaktionen wird mit 5% angegeben [21].

Unter leichten Kontrastmittelreaktionen werden unter anderem Brechreiz, Juckreiz, Hautausschlag und lokale Reizungen (Venen-, Harnröhren- oder Blasenreizungen) verstanden. Sie treten in 2–4% der Fälle auf. Sie müssen in der Regel nicht speziell behandelt werden und klingen spontan wieder ab. Selten (1:1000) sind schwere allergische Reaktionen, wie z. B. Larynxödem, Asthmaanfall, Schock oder Herz-Kreislauf-Stillstand. Sie können eine stationäre Behandlung erforderlich machen und zu Organschäden durch Mangeldurchblutung (z. B. akutes Nierenversagen, Hirnschäden) führen. Tödliche Zwischenfälle ereignen sich bei Verwendung ionischer Kontrastmittel mit einer Inzidenz von 1:25 000 (1:12 000–1:75 000). Durch den Einsatz nicht-ionischer Kontrastmittel konnte die Inzidenz auf 1:80 000 bis 1:200 000 gesenkt werden [24, 40]. Patienten mit einer bekannten Medikamentenallergie oder Allergie auf Fisch und Krustentiere sowie Asthma haben ein etwa zweifach erhöhtes Risiko für eine Überempfindlichkeitsreaktion bei intravasaler Kontrastmittelapplikation. Bei Patienten, die bereits eine Kontrastmittelüberempfindlichkeit gezeigt haben, steigt das Risiko einer erneuten Reaktion auf 15–20%. Daher ist bei der Aufklärung des Patienten zur Kontrastmittelgabe unbedingt nach früheren Überempfindlichkeitsreaktionen zu fragen!

Vor allem bei bereits bekannten Überreaktionen kann eine Prophylaxe durch H1- und H2-Blocker, Kortikoide, Sedativa und durch die Verwendung niederosmolarer nicht-ionischer Kontrastmittel erfolgen. Bei einer schweren Überempfindlichkeitsreaktion nach einer früheren Kontrastmittelgabe muss auch ein alternatives Untersuchungsverfahren (Sonografie, Magnetresonanztomografie, retrograde Kontrastmittelapplikation) in Betracht gezogen werden.

Eine besondere Komplikation intravasaler Kontrastmittelapplikationen stellt das durch KM-induzierte Nierenversagen dar. Jodhaltige Kontrastmittel sind die dritthäufigste Ursache für ein akutes Nierenversagen bei hospitalisierten Patienten! Besonders gefährdet sind Patienten mit Diabetes mellitus und/oder bereits eingeschränkter Nierenfunktion. Eine schwere Herzinsuffizienz und erhöhte Harnsäurespiegel bedingen ebenfalls eine Gefährdung bezüglich eines durch KM induzierten Nierenversagens. Bei Patienten mit einem Serumkreatininspiegel über 1,5 mg/dl sollte nur in Ausnahmefällen und bei strenger Indikationsstellung sowie nach Rücksprache mit dem behandelnden Kollegen intravenös Kontrastmittel appliziert werden. Patienten mit einem Serumkreatininspiegel über 2 mg/dl sollten keine jodhaltigen intravenösen Kontrastmittel erhalten. Eine Ausnahme sind bereits dialysepflichtige oder mit Hämofiltration behandelte Patienten. Das Risiko eines KM-induzierten akuten Nierenversagens kann bei Risikopatienten durch ausreichende Hydrierung vor und nach der Kontrastmittelgabe reduziert werden. Außerdem kann durch die Verwendung von niederosmolaren Kontrastmitteln die Nephrotoxizität gesenkt werden.

Für das in der MRT verwendete Kontrastmittel Gadolinium-DTPA ist eine geringere Nephrotoxizität als für jodhaltige Kontrastmittel beschrieben. Außerdem kann bei niereninsuffizienten Patienten bis zu einem Serumkreatininspiegel von 4,5 mg/dl in der Magnetresonanztomografie Kontrastmittel intravenös appliziert werden.

2.1.2 Spezielle Untersuchungen

Ausscheidungsurografie

Die Ausscheidungsurografie ist eine häufig genutzte Untersuchungstechnik, da sie eine Vielzahl von Läsionen der ableitenden Harnwege darstellen kann, einfach durchzuführen ist und von den meisten Patienten gut toleriert wird. Obwohl heute Ultraschall, Computertomografie und Magnetresonanztomografie weit verbreitet sind, ist die Ausscheidungsurografie die Methode der Wahl zur Beurteilung kleiner Läsionen im Harntrakt (Papillennekrosen, Markschwammniere, Urotheltumoren, Pyeloureteritis cystica). Um eine suffiziente Aussage mittels dieser Untersuchung zu ermöglichen, sollte der Patient entsprechend vorbereitet werden:

- Nahrungs- und Flüssigkeitskarenz am Untersuchungstag (sollte bei Kleinkindern, debilen und älteren Patienten vermieden werden)
- ausreichendes Abführen des Patienten vor der Untersuchung (z. B. mit Paractol und X-Prep, bei Kindern unter 10 Jahren i. d. R. nicht notwendig)
- keine blähenden Speisen am Tag vor der Untersuchung

Komplikationen
- KM-Allergie (vgl. Abschn. 2.1.1)
- Entgleisung der Schilddrüsenfunktion
- Kolikschmerzen
- Fornixruptur

Anmerkung. Kontraindikationen für ein Ausscheidungsurogramm sind vor allem:
- Niereninsuffizienz mit einem Serumkreatininspiegel >2,0 mg/dl
- Schilddrüsenüberfunktion
- akute Kolik
- Schwangerschaft

Kavernosografie und Kavernosometrie

Kavernosografie und Kavernosometrie stellen die diagnostischen Instrumente zur Dokumentation der hämodynamischen Auswirkungen und des morphologischen Korrelates der venös bedingten erektilen Dysfunktion dar.

Komplikationen
- Infektionen (Kavernitis/Abszess)
- Hämatom/Blutung im Bereich der Einstichstelle
- KM-Allergie (vgl. Kap. 2.1.1)
- Selten behandlungsbedürftige Überempfindlichkeitsreaktionen (Kreislauf, Nieren)

Zystografie

Bei der Zystografie wird die Blase mit Kontrastmittel gefüllt. Das Kontrastmittel wird in der Regel über einen liegenden Blasenkatheter in die Blase instilliert. In Einzelfällen kann das Kontrastmittel jedoch auch über eine suprapubische Blasenpunktion instilliert werden. Die Hauptindikationen für eine Zystografie sind der Ausschluss möglicher Verletzungen der Blase und der Ausschluss einer Insuffizienz der Harnröhren-Blasen-Anastomose nach einer Operation. Weitere Indikationen sind die Abklärung einer Blasen-Scheiden-Fistel oder einer Blasen-Darm-Fistel und die Beurteilung von Blasendivertikeln. Komplikationen sind selten.

Komplikationen
- Infektionen
- Harnröhrenverletzung bei Katheterisierung
- Blasenruptur durch Überfüllung der Blase

Anmerkung. Bei immunsupprimierten Patienten (Diabetes mellitus, Zustand nach Transplantation, HIV-Infektion etc.) sollte eine Antibiotikaprophylaxe erfolgen. Dies sollte auch bei bekannter Infektanamnese (z. B. wiederholte Harnwegsinfekte, Prostata-/Nebenhodenentzündung) geschehen.

Miktionszysturethrografie (MCU)

Bei der Miktionszysturethrografie handelt es sich um Röntgenaufnahmen der Blase und der Harnröhre, die während der Miktion angefertigt werden. Die Untersuchung ermöglicht die Diagnose von vesikoureterorenalem Reflux, Ureterozelen und paraureteralen Blasendivertikeln. Sie gehört auch zur Basisabklärung einer Stressinkontinenz. Außerdem können Urethraldivertikel bei Frauen sowie Harnröhrenstrikturen bei Männern und Harnröhrenklappen bei Jungen nachgewiesen werden. Schwere Komplikationen treten in der Regel nicht auf.

2.1 Diagnostische Uroradiologie

Komplikationen
- Schmerzen in Harnröhre/Blase während/nach der Untersuchung klingen spontan ab
- Verletzungen der Harnröhre/Blase beim Katheterisieren z. B. Schleimhauteinrisse
- Hämaturie (v. a. bei Männern)
- Harnröhrenstriktur (selten)
- Harnwegsinfektion
- Aszendierende Infektion der Harnwege, besonders bei Reflux
- Männliche Adnexitis (Prostatovesiculitis), Epididymitis
- KM-Allergie (vgl. Abschn. 2.1.1)

Anmerkung. Bei immunsupprimierten Patienten (Diabetes mellitus, Zustand nach Transplantation, HIV etc.) sollte eine Antibiotikaprophylaxe erfolgen, auch bei bekannter Infektneigung (z. B. wiederholte Harnwegsinfekte, Prostata-/Nebenhodenentzündung).

Retrograde Urethrozystografie

Diese Untersuchung wird zur Beurteilung des vorderen penilen Anteils der männlichen Harnröhre angewendet. In Ausnahmefällen kann die retrograde Urethrozystografie auch zur Beurteilung der weiblichen Harnröhre verwendet werden, wenn diese im MCU nicht ausreichend dargestellt ist. Während einer akuten Urethritis oder Zystitis (Kontraindikation!) muss auf eine retrograde Urethrografie verzichtet werden. Das Kontrastmittel sollte nicht mit übermäßigem Druck in die Harnröhre eingespritzt werden, um eine Überdehnung der Harnröhre und Kontrastmittelextravasationen in das Corpus spongiosum und in die Penisvenen zu verhindern.

Komplikationen
- Brennen in der Harnröhre während der Untersuchung und während der ersten Miktion
- Hämaturie (Schleimhauteinrisse)
- Harnröhrenstriktur
- Harnwegsinfektion (Urethritis)
- Männliche Adnexitis (Prostatitis, Epididymitis)

- KM-Allergie (vgl. Abschn. 2.1.1)
- KM-Austritt (Paravasat)
- Sickerblutung (bei Bedarf Kathetereinlage und Antibiotika für einige Tage)

Anmerkung. Bei immunsupprimierten Patienten (Diabetes mellitus, Zustand nach Transplantation, HIV-Infektion etc.) sollte eine Antibiotikaprophylaxe erfolgen, ebenso bei bekannter Infektanamnese (z. B. wiederholte Harnwegsinfekte, Prostata-/Nebenhodenentzündung).

Retrograde Ureteropyelografie (RUP)

Bei der retrograden Ureteropyelografie werden der Harnleiter und das Nierenbeckenkelchsystem durch unmittelbare Kontrastmittelinjektion in den Harnleiter und nachfolgende Röntgenübersichtsaufnahmen des Abdomens dargestellt. Diese invasive Technik erfordert eine Zystoskopie zur direkten Applikation des Kontrastmittels in den Harnleiter mittels eines dünnen Ureterkatheters. Für diese Untersuchung ist mindestens eine lokale Anästhesie, in vielen Fällen auch eine Vollnarkose nötig (vgl. Abschn. 3.1.4). In der Regel wird eine Ureteropyelografie dann durchgeführt, wenn das Ausscheidungsurogramm den ableitenden Harntrakt nicht ausreichend dargestellt hat. In der Vergangenheit wurde eine retrograde Ureteropyelografie auch dann eingesetzt, wenn aufgrund einer bekannten Kontrastmittelallergie ein IUG nicht möglich war. Mit dem Einsatz der nicht-ionischen Kontrastmittel ist diese Indikation allerdings deutlich seltener geworden.

Komplikationen [45]
- Allergische KM-Reaktion durch Resorption von KM über die Schleimhaut (sehr selten)
- KM-Extravasat
- Aszendierende Infektion (Pyonephrose, Sepsis)
- Verletzung des Harnleiterostiums, Ureters oder Nierenbeckens (sehr selten)
- Hydronephrose (Ödem des Harnleiterostiums)

2.1 Diagnostische Uroradiologie

Mögliche Zusatzeingriffe
- Ureterschienung
- Nephrostoma (bei Harnstauung)

Anmerkung. Kontraindikation sind vor allem ein kürzlich zurückliegendes Trauma oder kürzlich zurückliegende Operationen (Harnröhren-/Blasenverletzungen oder -operationen, Ureterreimplantation).

Antegrade Pyelografie

Antegrade Pyelografie bedeutet Kontrastmittelapplikation unmittelbar in das Nierenhohlsystem, z. B. über eine perkutane Nierenpunktion oder eine liegende Nierenfistel (Nephrostogramm). Dabei erfolgt eine Punktion der Niere zum Zweck der antegraden Pyelografie nur noch in Ausnahmefällen, da deutlich weniger invasive Verfahren wie IUG mit Tomogramm, Ultraschall, MRT und CT zur Verfügung stehen.

Vor der Kontrastmittelapplikation in das Nierenbecken sollte Urin aspiriert werden, um das Hohlsystem zu entlasten.

CAVE: Bereits bestehende oder drohende Urosepsis!

Komplikationen
- Fornixruptur mit Extravasatbildung
- Pyelovenöser oder pyelolymphatischer Rückfluss, KM-Reaktion
- Urosepsis

Perkutane retrograde Urografie

Perkutane retrograde Urografien des oberen Harntraktes werden durch retrograde Kontrastmittelapplikation durch die Hautöffnung bei einer Ureterocutaneostomie oder einem Ileumconduit sowie über liegende Harnleiterschienen angefertigt. Dadurch können z. B. die Anastomosenverhältnisse nach Ileumconduitanlage oder Ileumneoblasenanlage überprüft werden. Bei der Applikation des Kontrastmittels sollte eine Überspritzung vermieden werden. Die prophylaktische Gabe eines Antibiotikums ist sinnvoll.

Komplikationen

- „Überspritzen" des KM und Resorption
- KM-Reaktion, Resorption des KMs über die Schleimhaut des Harntraktes, vgl. Abschn. 2.1.1
- Urosepsis (bei vorbestehendem Infekt)

Computertomografie

Die Computertomografie (CT) hat sich seit ihrer Einführung in den siebziger Jahren zu einem der vielseitigsten Verfahren der diagnostischen Radiologie entwickelt. Die Entwicklung der CT geht vor allem auf die Arbeiten des amerikanischen Physikers A.M. Cormack und des britischen Ingenieurs G.N. Hounsfield zurück. 1979 wurde ihnen der Nobelpreis für Medizin verliehen.

Das Grundprinzip der CT besteht darin, dass die Schwächung der Röntgenstrahlen, die jedes Strahlenbündel beim Durchtritt durch den Körper erfährt, mit Hilfe eines oder mehrerer linear angeordneter Detektoren aufgezeichnet wird (sog. Szintillationsdetektoren oder mit Xenon unter hohem Druck gefüllte Ionisationskammern). Dabei ist die Dicke der erfassten Schichten von der Größe der Detektoreneintrittsöffnung abhängig und kann durch Verwendung von Kollimatoren verändert werden. Beim Aufzeichnen der Bilder bewegen sich sowohl die Röntgenröhre als auch die Detektoren in der Gantry um den Patienten. Computer verarbeiten die ermittelten Daten nach und ermöglichen die Erzeugung von Schnittbildern. Bei der sog. Spiral-CT bewegt sich der Untersuchungstisch mit dem Patienten kontinuierlich durch die Gantry. Dabei rotiert der Ring mit Röntgenröhre und Detektoren um die Längsachse des Patienten. Dadurch erhält man einen dreidimensionalen Datensatz, aus dem prinzipiell Schnittbilder in verschiedenen Ebenen rekonstruiert werden können. Die Geräte zur Erzeugung transversaler Tomogramme mittels Computer haben bereits so viele Abwandlungen erfahren, dass man heute von vier Generationen von Computertomografen spricht.

Grundsätzlich kann die CT bei jeder uroradiologischen Fragestellung angewendet werden. Bei der Abklärung von Raumforderungen der Niere, bei Nierentraumata sowie komplizierten Infektionen mit Verdacht auf Abszessbildung wird sie jedoch bevorzugt eingesetzt.

In der Regel ist dazu der Einsatz von jodhaltigen Kontrastmitteln nötig. Nativscans sind bei der Frage nach Verkalkungen oder Steinen erforderlich und können nützlich sein bei der Darstellung einer Blutung oder eines Urinextravasates. Hier sollte nach dem Nativscan noch die Kontrastmittelgabe erfolgen. Zur Beurteilung der ableitenden Harnwege, z. B. bei Verdacht auf einen Uretertumor, ist die CT ebenfalls geeignet. Allerdings sollten nach der Kontrastmittelgabe entsprechend verzögerte Aufnahmen gemacht werden, damit das Ausscheidungssystem kontrastiert ist. Im Wesentlichen wird die CT zur Diagnose einer Obstruktion und deren Ursache und Höhe sowie zum Tumorstaging eingesetzt. Gleiches gilt für Blasentumoren. Die CT kann außerdem sehr hilfreich bei der Diagnose von Abszessen im kleinen Becken sein. Eine Beurteilung der Prostatabinnenstruktur mit der CT ist nicht sinnvoll. Allerdings kann bei Patienten mit Prostatakarzinom ebenfalls mittels CT ein Tumorstaging durchgeführt werden.

Mögliche Komplikationen der CT ergeben sich aus der intravenösen Kontrastmittelapplikation.

Komplikationen
- KM-Reaktionen (vgl. Abschn. 2.1.1)
- KM-Paravasat durch Venenverletzung bei hoher Injektionsgeschwindigkeit in Bolustechnik oder durch Fehlplatzierung der Injektionskanüle

Anmerkung. Ein Wärmegefühl des Patienten bei der Bolusinjektion des Kontrastmittels ist normal!

Magnetresonanztomografie

Bereits 1946 wurde die magnetische Kernspinresonanz durch Bloch und Purcell unabhängig voneinander beschrieben. Beide wurden 1952 für ihre Entdeckung mit dem Nobelpreis ausgezeichnet. Aber erst 1973 gab es durch Lauterbur den Anstoß zur Entwicklung eines bildgebenden Verfahrens auf der Basis der Kernspinresonanz. Die Magnetresonanztomografie (MRT) nutzt die Tatsache, dass die Wasserstoffatomkerne im menschlichen Körper wie jeder andere Atomkern mit einer ungeraden Anzahl an Protonen und Neutronen ein magnetisches Moment (Spin) besitzen. Normalerweise sind diese magnetischen Momente der Wasserstoffkerne völlig ungeordnet. Bringt man den Körper jedoch in ein starkes äußeres Magnetfeld, kommt es zur Ausrichtung der Kernmomente in eine Richtung in diesem Magnetfeld. Werden diese ausgerichteten Wasserstoffatome zusätzlich durch einen magnetischen Impuls angeregt, absorbieren sie Energie, die sie nach Abschalten des zusätzlichen Magnetimpulses wieder abgeben. Dabei senden sie Radiowellen aus, die aufgezeichnet und mittels Computernachverarbeitung zur Bilddarstellung genutzt werden.

Dabei bietet die MRT einen hervorragenden Weichteilkontrast und ermöglicht die Bilderzeugung in jeder beliebigen Raumrichtung.

Die MRT kann zur Beurteilung von Nierenläsionen, des Retroperitoneums, der Blase, der Prostata, der Hoden und des Penis genutzt werden. Die Gabe von Kontrastmittel (Gadolinium gebunden an ein Trägermolekül) hat die klinische Anwendung der MRT weiter verbessert. Heutzutage kann auch das ableitende Harnsystem mittels MRT sehr gut beurteilt werden. Bei der Beurteilung des Lokalbefundes von Blasen- und Prostatatumoren sollte primär die MRT eingesetzt werden, da die Weichteilkontraste der MRT denen der CT deutlich überlegen sind.

Komplikationen
▶ Vgl. Abschn. 2.1.1

Anmerkung. Absolute Kontraindikationen für die Durchführung einer MRT sind:
▶ Clips bei intrakraniellen Aneurysmen (Ausnahme: Clips aus nicht-ferromagnetischem Material, z. B. Titan)
▶ Intraokulare Metallfragmente
▶ Elektrisch, mechanisch oder magnetisch aktivierbare Implantate (z. B. Herzschrittmacher, Biostimulatoren, Neurostimulatoren, Cochleaimplantate, fest implantierte Hörhilfen)

Bei relativen Kontraindikationen, wie z. B. Schwangerschaft, sollte im Einzelfall durch Nutzen-Risiko-Abwägung entschieden werden.

2.2 Interventionelle Uroradiologie

Im Wesentlichen unterscheidet man bei den interventionellen Verfahren der Uroradiologie zwei Gruppen: die über einen perkutanen Zugangsweg durchgeführten extravaskulären Verfahren (z. B. antegrade Urografie, perkutane Zystourethrografie, Aspiration von Nierenzysten, Nadelbiopsien der Niere, Whitaker-Test) und die vaskulären Verfahren (z. B. Embolisation von Nierenzellkarzinomen, arteriovenösen Fisteln, Malformationen sowie von Blutungsquellen, Dilatation von Nierenarterienstenosen und Rekonstruktion von Lumina mittels Stents oder lytischer Therapie). Im Folgenden wird auf die vaskulären Verfahren näher eingegangen.

In der Vergangenheit wurden verschiedene Materialien und Techniken zur Embolisation an der Niere eingesetzt, die heute mehr und mehr spezifischen Indikationen zugeordnet werden. So werden die Gianturco-Anderson-Wallace-(GAW)-Spirale vorwiegend zum Verschluss großer Arterien eingesetzt, absoluter Alkohol und ähnliche Substanzen zum Verschluss kleiner Arterien. Grundsätzlich unterscheidet man zentrale (A. renalis, Äste 1. Ordnung), periphere (Äste 2. und 3. Ordnung) und kapillare Embolisationen.

Beim zentralen Verschlusstyp ist die GAW-Spirale das am häufigsten verwendete Embolisat. Über eine selektive Katheterisierung der A. renalis wird die Spirale mittels eines Drahtes ausreichend weit in das Gefäß vorgeschoben. Meist sind für einen vollständigen Gefäßverschluss mehrere Spiralen erforderlich. Mittels Kontrastmittelinjektion wird das Ausmaß der einsetzenden arteriellen Stase beurteilt. Eine stehende Kontrastmittelsäule zeigt den Erfolg der Embolisation an. Der Selektivkatheter wird, ohne die Spirale zu bewegen und damit zu verschleppen, zurückgezogen. Als Alternativen zur Spirale kommen u. a. ablösbare Ballons, mehrere größere Gelfoampartikel oder wenige ml Ethibloc in Frage.

Beim peripheren Verschlusstyp stehen verschiedene Embolisate zur Auswahl: Gelfoampartikel, Mini- oder Mikrospiralen sowie Ivalon.

Der kapillare Verschlusstyp ist als die Okklusion des gesamten arteriellen Kompartimentes definiert. Die Okklusion wird mittels des Gels Ethibloc in Kombination mit Glukose (40%) verwirklicht. Alternativ zur Ethibloc-Injektion können Zyanoakrylat/Lipiodol-Injektionene, oder Alkohol (95% oder absolut) eingesetzt werden.

2.2.1 Embolisation von Nierenzellkarzinomen

Seit dem Ende der 80-er Jahre wurde die Nierenarteriografie auf die Behandlung von Nierentumoren ausgedehnt [18, 28, 25]. Von insgesamt weltweit etwa 2000 veröffentlichten Fällen von Nierenembolisationen sind 2/3 präoperativ und 1/3 palliativ vorgenommen worden.

Wird die Embolisation ordnungsgemäß mit ausreichender Analgesie durchgeführt, handelt es sich um eine sichere Methode ohne nennenswerte Komplikationen über die Risiken der Angiografie hinaus.

Komplikationen [13, 15, 18, 25, 28, 46, 48]
- Vorübergehend Schmerzen ca. 42%
- Leukozytose ca. 42%
- Temperaturanstieg ca. 42%
- Infarkt mehrerer Nierensegmente oder der gesamten Niere mit entsprechendem Funktionsverlust bis zur Dialyse bei funktioneller oder anatomischer Einnierigkeit
- Einblutungen in das Nierenparenchym, das Nierenbeckenhohlsystem oder unter die Nierenkapsel
- Sekundäre Infektion von Nekrosearealen (selten)
- Einblutung am Punktionsort (meistens Leiste), zur Risikominimierung sollten postinterventionelle Ruhezeiten unbedingt eingehalten werden
- Infektion der Punktionsstelle, möglicherweise mit Abszessbildung oder Sepsis (sehr selten)
- Transvenöse Verschleppung von Embolisat mit Lungenembolie

2.2.2 Embolisation von arteriovenösen Malformationen und Blutungen der Niere

Durch arteriovenöse Fisteln der Niere kann es zu einer renalen Hypertonie kommen. Durch Embolisation des versorgenden arteriellen Schenkels im Sinne einer sehr weit peripheren bzw. kapillaren Embolisation normalisiert sich in der Regel der Blutdruck. Ethibloc, Zyanoacrylat und absoluter Alkohol eignen sich besonders zur peripheren Embolisation.

Blutungen der Niere können durch ein Blutkoagel und/oder Aminokapronsäure gestillt werden, solange die Blutung eine kleine Segmentarterie betrifft. Das Blutkoagel wird zwar wieder aufgelöst, aber der Gefäßdefekt wird innerhalb von 24 h permanent verschlossen. Die vorübergehende Platzierung eines Ballonkatheters kann bei einer Blutung aus einem Hauptgefäß zur Blutstillung benutzt werden.

Komplikationen
Vgl. Embolisation von Nierentumoren [4, 20, 22, 31].

2.2.3 Embolisationen im Becken

Unstillbare Blutungen aus dem Becken oder der Blase können im Rahmen von Traumata, chirurgischen Eingriffen oder Tumorerkrankungen auftreten. Ist eine Beherrschung der Blutung auf konservativem Wege nicht möglich, stellt die interventionelle Embolisation eine Alternative zur Chirurgie dar. Die zahlreichen Embolisationsmaterialien haben unterschiedliche Ansatzpunkte. Außerdem ist wichtig, ob die Embolisation temporär oder permanent sein soll. Substanzen wie Zyanoacrylat, abwerfbare Ballons oder GAW-Spiralen sowie Polyvinylalkoholderivate verursachen eine permanente Gefäßokklusion. Autologe Thromben und Gelfoampartikel werden zur vorübergehenden Okklusion eingesetzt [44].

Indikationen für eine temporäre Embolisation sind vor allem
- Traumata
- postpartale Blutungen
- postoperative Komplikationen (z. B. nach transurethralen oder orthopädischen Eingriffen)

Indikationen für eine permanente Embolisation sind
- posttraumatische Blutungen
- postpartale Blutungen
- iatrogene/postoperative Blutungen
- Blutungen infolge von Tumoreinbruch in Blase, Prostata, Uterus

- Blutungen als Folge einer Strahlenbehandlung (Strahlenzystitis)
- Gefäßmissbildungen

Komplikationen [1, 17, 19, 30, 34, 41]
- Ischämieschmerz im Stromgebiet des Gefäßes, einige Tage anhaltend und durch Analgetika gut zu beherrschen
- Parästhesien und Paralysen der unteren Extremität (reversibel)
- Myoglobinurie mit akutem Nierenversagen
- Abschwemmung von Embolisationsmaterial in eine Extremität mit Verschluss der distalen Abschnitte der arteriellen Strombahn
- Harnblasenwandnekrosen
- Ulzeration im Bereich der Peniswurzel 3 Tage nach A. iliaca-Embolisation (Einzelfallbericht)
- Kolongangrän (Einzelfallbericht)
- Impotentia coeundi (Einzelfallbericht)

2.2.4 Transluminale Angioplastie der Nierenarterie

Die Nierenarteriendilatation soll eine auf dem Boden einer Nierenarterienstenose entstandene arterielle Hypertonie beseitigen. Aufgrund der geringen Invasivität und der insgesamt niedrigen Komplikationsrate stellt die von Grüntzig und Mitarbeitern [23] eingeführte Therapieform die Methode der Wahl zur Behandlung von Nierenarterienstenosen dar. Je nach Einführungsmodus des Dilatationskatheters unterscheidet man prinzipiell zwei Methoden der Katheterdilatation:

- Führungsdrahtmethode
  Nach Sondierung der Nierenarterienstenose mit einem Diagnostikkatheter wird ein Führungsdraht in die periphere Nierenarterie vorgeschoben, distal der Nierenarterienstenose platziert und anschließend der Diagnostikkatheter gegen den Dilatationskatheter ausgetauscht.
- Führungskathetermethode
  Die Nierenarterie wird durch einen Führungskatheter sondiert. Aus dem Führungskatheter wird der Ballonkatheter über die Nierenarterienstenose vorgeschoben, wobei die Stenose vorher durch einen Führungsdraht sondiert und dieser distal der Stenose platziert wird.

Die perkutane transluminale Angioplastie der Nierenarterienstenosen ist kein einfacher Eingriff und sollte nur von einem erfahrenen Angiografiespezialisten durchgeführt werden. Die Komplikationsrate insgesamt liegt bei etwa 22% [23].

Komplikationen
- Reversible Niereninsuffizienz 4%
- Hämatom an der Punktionsstelle 4%
- Irreversible Niereninsuffizienz 3% (davon 50% dialysepflichtig)
- Dissektion und Einriss der Intima 3%
- Segmentarterienverschluss 3%
- Nierenarterienverschluss mit notwendiger operativer Revision 2%
- Reversibler Spasmus der Nierenarterie 2% (Abbruch der Behandlung)
- Perforation mit dem Führungsdraht 0,5%
- Perforation mit dem Katheter 0,5%
- Embolisierung in die Beinarterie mit notwendiger operativer Revision 0,5%
- Hämatom mit Armnervenschädigung 0,2% mit notwendiger operativer Revision (Zugangsweg A. brachialis)
- Entfernung des Dilatationskatheters nicht möglich 0,2%
- Reversibles Lungenödem mit Herzstillstand 0,2%
- Thrombose der A. iliaca mit notwendiger operativer Revision (Zugangsweg A. femoralis) 0,2%
- Embolisierung der Mesenterialarterie mit Letalität (Einzelfallbericht)
- Herzinfarkt mit Letalität (Einzelfallbericht)
- Zerebrale Reaktion mit Letalität (Einzelfallbericht)

2.3 Endoskopische Verfahren

2.3.1 Photodynamische Diagnostik der Harnblase (PDD)

Es ist bekannt, dass von den ca. 16 000 jährlich in Deutschland neu an einem Harnblasenkarzinom erkrankten Patienten 75–80% ein oberflächliches Tumorstadium aufweisen. Nach initialer Therapie erleiden 50–70% der Patienten ein Rezidiv, wobei in 10–20% der Fälle eine Progression zu infiltrativem Wachstum beobachtet wurde. Als Ursache für die hohen Rezidivraten wird nicht nur eine unzureichende Entdeckung flacher Tumoren, sondern auch das Übersehen kleiner papillärer Tumoren diskutiert. Weder durch die Weißlichtendoskopie noch durch die Randombiopsie oder die Zytologie können alle Tumorläsionen entdeckt werden.

Am Klinikum Großhadern wurde daher ein neues Verfahren zur Untersuchung der Harnblase entwickelt [27]. Die sog. Fluoreszenendoskopie erfolgt mittels 5-Aminolävulinsäure (5-ALA). 5-ALA selbst ist dabei nicht fluoreszierend, sondern führt über die intrazelluläre Hämbiosynthese zu einer Anreicherung von endogenen Porphyrinen in Zellen epithelialen Ursprungs. Protoporphyrin IX ist dabei die zur Fluoreszenendoskopie entscheidende Substanz, da es sich selektiv in Harnblasenkarzinomen anreichert. Protoporphyrin IX zeigt im Fluoreszanregungsspektrum bei 400 nm ein Maximum. Diese Fluoreszenz kann mittels eines speziell entwickelten D-Lichtes, welches im Wellenbereich zwischen 375 und 440 nm arbeitet, sichtbar gemacht werden.

Die 5-ALA-Lösung wird 1–3 h vor der Blasenspiegelung mittels eines dünnen Einmalkatheters in die Harnblase gegeben. Während der Endoskopie kann zwischen dem herkömmlich verwendeten weißen Licht und dem violettblauem D-Licht gewechselt werden. Sowohl papilläre Tumore als auch flache Neoplasien wie das Carcinoma in situ fluoreszieren unter D-Licht rot und zeichnen sich dadurch gegenüber der fluoreszenznegativen, violettblauen Harnblase ab. Die Sensitivität des Verfahrens liegt bei 96%, die Spezifität bei 68%.

An mehreren Hundert Patienten wurde die PDD inzwischen ohne größere Komplikationen durchgeführt. Es gibt bislang keinen Hinweis, dass es nach intravesikaler Applikation von 5-ALA zu einer klinisch relevanten systemischen Resorption kommt. Eine kutane Photosensibilisierung konnte bei keinem Patienten nachgewiesen werden [49].

Komplikationen
▶ Pollakisurie und Urge-Symptomatik 7%

Weitere Komplikationen im Rahmen der Zystoskopie vgl. Abschn. 3.1.3.

2.3.2 Photodynamische Diagnostik von HPV-Effloreszenzen

Bei der Diagnostik von HPV-Effloreszenzen unterscheidet man klinische und subklinische Läsionen. Neben Condylomata acuminata lassen sich in der Anourogenitalregion als klinisch gut sichtbare Läsionen der Buschke-Löwenstein-Tumor, Condylomata plana der Zervix, flachkondylomatöse HPV-Effloreszenzen sowie auch pigmentierte papulöse Effloreszenzen wie die Bowenoide Papulose und andere Präkanzerosen und Karzinome beider Geschlechter ohne Vergrößerungstechnik als HPV-Effloreszenz nachweisen. Subklinische HPV-Effloreszenzen sind in der Regel nur unwesentlich oder gar nicht über das Haut- bzw. Schleimhautniveau erhaben. Da sie aber häufig HPV-Subtypen der Hochrisikogruppe tragen, kommt ihnen eine besondere Rolle bei der Partnerinfektion zu. Beim Fehlen eines Kolposkops können subklinische HPV-Effloreszenzen mittels Essigsäuremarkierung (5% Essigsäure am äußeren Genitale, 3% Essigsäure vaginal; 5 min Exposition) nachgewiesen werden. Anschließend sollte eine gründliche Inspektion mit der Lupe erfolgen. HPV-Effloreszenzen demarkieren sich als scharf begrenzte, weiße Läsionen mit oberflächlicher Gefäßzeichnung. Allerdings ist dieser Test nicht HPV-spezifisch und kann bei Entzündungen im Genitalbereich zu einer großflächigen Anfärbung der gesamten Genitalhaut führen.

Der Essigsäuretest ist bei geeigneter Konzentration absolut schmerzfrei und komplikationslos.

Im Bereich des Urothels ist der Essigsäuretest zum Nachweis subklinischer HPV-Effloreszenzen allerdings ungeeignet, da sich generell das gesamte Urothel anfärbt. Vielversprechend scheint eine modifizierte Form der 5-ALA-induzierten photodynamischen Fluoreszenzendoskopie der Urethra zu sein. Bei diesem Verfahren wird 5-ALA in die Harnröhre instilliert, wo es in den Urothelzellen zu einer Verstoffwechselung und Anreicherung von Protoporphyrin IX kommt. Es konnte nachgewiesen werden, dass HPV-Effloreszenzen Protoporphyrin IX in 18-fach höherer Konzentration als normale Urothelzellen speichern. Dadurch ist unter Anregung mit blauviolettem Licht (D-Licht) die Abgrenzung von klinischen und subklinischen HPV-Läsionen von normalen Urothel der Harnröhre möglich [39].

Bisher wurden in der Literatur keine Komplikationen durch die Instillation von 5-ALA in die Harnröhre beschrieben. Mögliche Komplikationen ergeben sich durch das endoskopische Verfahren und die evtl. nötige Biopsie und Laserung (vgl. Abschn. 3.1.1, 3.1.3).

2.4 Punktionsverfahren

2.4.1 Prostatabiopsie

Eine Prostatabiopsie sollte bei Verdacht auf ein Prostatakarzinom durchgeführt werden und dient der Bestätigung bzw. dem Ausschluss der Diagnose. Die gebräuchlichste Technik ist die Prostatastanzbiopsie. Sie kann sowohl transrektal als auch transperineal durchgeführt werden. Die fingergeführte Stanzbiopsie wird zunehmend durch die transrektal ultraschallgesteuerte Biopsie abgelöst. Grundsätzlich muss man von der Stanzbiopsie die Feinnadelaspirationszytologie unterscheiden. Die Feinnadelaspirationsbiopsie erfolgt mittels einer dünnen Nadel (20-24 G), mit der die Prostata fächerförmig durchfahren wird. Die Methode ist weniger invasiv und liefert Material für die zytologische Untersuchung. Das Verfahren setzt jedoch große Erfahrung bei der Befundinterpretation voraus. Die Aussagekraft kann bei geringer Zellausbeute deutlich reduziert sein.

Bei der Stanzbiopsie wird mittels Biopsienadel ein Gewebezylinder zur histologischen Untersuchung gewonnen. Dieses Verfahren besitzt eine hohe Aussagekraft. Besonders bewährt hat sich eine Kombination aus Feinnadel- und Stanzbiopsie.

Die Prostatabiopsie stellt eine einfache, aber dennoch invasive Maßnahme dar. Bedingt durch die physiologische Keimflora des Rektums ist eine bakterielle Kontamination der Prostata bei der Biopsie durch den Enddarm möglich. Die Literaturangaben zur Notwendigkeit einer Antibiotikaprophylaxe schwanken. Allerdings wird von vielen Autoren eine Antibiotikaprophylaxe mit Fluorchinolonen, beginnend am Vorabend der Biopsie und für weitere 3 Tage nach der Biopsie, favorisiert.

Komplikationen [2, 10, 11, 14, 33, 36–38]
- Geringe Schmerzen postoperativ 92–95%
- Hämospermie (abhängig von der Anzahl der Biopsien) 45–89%
- Makrohämaturie (3–7 Tage nach der Biopsie) 11–47%
- Hämatochezie (abhängig von der Anzahl der Biopsie) 10–24%
- Harnwegsinfekte (inkl. Adnexitis)
  - ohne perioperative Antibiotikaprophylaxe 8%
  - mit Antibiotikaprophylaxe ohne Hospitalisation 0,8–5,6%
- Fieber 4,2%, Hospitalisation notwendig 0,6–2%
- Harnverhalt (evtl. Katheteranlage) <1%
- Stichverletzung der Harnröhre oder Blase, selten endoskopische Blutstillung notwendig
- Überempfindlichkeitsreaktionen auf lokale Analgetika oder Antibiotika
- Tumorzellaussaat (Einzelfallbericht [5])

Anmerkung. Mögliche Komplikationen der perinealen Prostatabiopsie sind vor allem Schmerzen 31% (18% mit Analgesie), Hämaturie 3,3–42%, Hämospermie 13%, Tumorzellaussaat 1% [5], Infektion 0,5% [6].

2.4.2 Nierenbiopsie

Nierenbiopsien werden zur Diagnostik und Klassifikation von nephrologischen Erkrankungen oder nach Transplantationen zum Ausschluss einer akuten Abstoßungsreaktion durchgeführt. Grundsätzlich ergeben sich zwei Möglichkeiten: die perkutane und die offene/chirurgische Nierenbiopsie. Da in der Regel eine histologische Begutachtung notwendig ist, ist eine Aspirationszytologie nicht ausreichend, sondern es erfolgt die Punktion mit langen, 14–18 G durchmessenden Nadeln (Franklin-Silvermann-Nadel, Tru-cut-Nadel und Biopty-gun-Nadel). Prinzipiell ist eine „Blindpunktion" der Niere möglich, sollte allerdings heutzutage beim weit verbreiteten Ultraschall nicht mehr in Betracht gezogen werden. Obwohl mittels Ultraschall eine präzise Durchführung der Biopsie am hinteren unteren Nierenpol möglich ist, wo eine Verletzung der großen Gefäße deutlich seltener auftritt, kann eine Blutungskomplikation aufgrund der guten Vaskularisation der Niere durchaus auftreten. Daher sollte bei Einzelniere oder unkontrollierbarer arterieller Hypertonie nach Möglichkeit eine offene Nierenbiopsie durchgeführt werden. Vor jeder Biopsie sollten der Blutdruck normalisiert und die Einnahme von Acetylsalicylsäure (Aspirin) oder Phenprocoumon (Marcumar) und Blutungsübel (Faktormangel, Thrombozytenaggregationsstörungen) ausgeschlossen sein.

Komplikationen [3, 7, 9, 12, 16, 32]
- Subkapsuläre Nierenhämatome 2–42%, 16% Trucut-Nadel vs. 42% „biopty gun"
- Makrohämaturie 0,8–14%
- Hämodynamisch irrelevante AV-Fisteln 9%
- Therapiebedürftige AV-Fisteln (Embolisation!) <1%
- Infektionen <6,6%
- Bluttransfusion 0,4–5,6%, starke Blutung mit Massentransfusion und/oder radiologisch-interventioneller Blutstillung 1,5%
- Blasentamponade <0,1%
- Verlust der Niere, Dialyse bei funktioneller oder anatomischer Einzelniere 0,3%
- Todesfälle (Einzelfallberichte) <0,2%

2.5 Urodynamik

Urodynamische Untersuchungsverfahren haben die Behandlung neurogener Blasenentleerungsstörungen entscheidend weiterentwickelt. Sie dienen in erster Linie der Abklärung von Entleerungsstörung des unteren Harntraktes und ermöglichen damit die Klassifizierung und Objektivierung von neurogenen Blasenentleerungsstörungen. Zusätzlich können die verschiedenen therapeutischen Möglichkeiten sinnvoll und gezielt eingesetzt werden und gleichzeitig drohende Schäden für den oberen Harntrakt frühzeitig erkannt werden. Die derzeit am häufigsten benutzten urodynamischen Verfahren sind Uroflowmetrie, Zystometrie, Zystometrie mit simultaner Aufzeichnung von Rektum- und Urethradruckprofilen, kombinierte Druck-Fluss-Aufzeichnung mit oder ohne Ableitung der Beckenboden-EMG sowie mit oder ohne simultane videografische Röntgenkontrolle.

Für die Urodynamik sollten folgende allgemeine Regeln berücksichtigt werden:

- Die Untersuchungen sollten nach Möglichkeit unter physiologisch und psychologisch akzeptablen Bedingungen stattfinden.
- Zur besseren Reproduzierbarkeit sollten folgende Gesichtspunkte und Details berücksichtigt bzw. dokumentiert werden [42]:
  - Position des Patienten bei Füllung der Harnröhre (liegend, stehend, sitzend)
  - Temperatur und Art der Füllungssubstanz (CO_2, physiologische Kochsalzlösung, Kontrastmittel etc.)
  - Füllgeschwindigkeit (langsam: bis 10 ml/s, mittel: 10–100 ml/s, schnell: mehr als 100 ml/s)
  - Angabe der Größe und Art des verwendeten Katheters sowie des Zugangsweges (transurethral, suprapubisch) bei invasiven Verfahren.
- Alle Volumina sollten in cm Wassersäule oder ml/s angegeben werden.
- Zur Vermeidung vorzeitiger Detrusorkontraktionen sollte das Flüssigkeitsmedium auf Körpertemperatur erwärmt werden.
- Die Untersuchungsergebnisse können durch eine Anästhesie der Urethralschleimhaut verfälscht werden.
- Eine erhöhte Kontaminationsgefahr besteht bei Flüssigkeitsmessungen.

Komplikationen [26, 35, 43]
- Verletzung der Harnröhre oder Blase (z. B. Schleimhauteinrisse)
- Leichte Dysurie nach der Untersuchung 33–76% (abhängig von einer vorbestehenden subvesikalen Obstruktion)
- Makrohämaturie ca. 6%
- Harnwegsinfektion und Fieber 1–6%
- Akuter Harnverhalt 0–4,8% (v. a. bei männlichen Patienten mit vorbestehender subvesikaler Obstruktion)

Anmerkung. Komplikationen bei der Urodynamik ergeben sich aus den Untersuchungsbedingungen, z. B. durch die Verwendung eines transurethralen Katheters, und sind insgesamt nicht allzu häufig. Die Literaturangaben schwanken, weisen allerdings auf einen Zusammenhang zwischen einer subvesikalen Obstruktion (z. B. durch BPH) und einer höheren Komplikationsrate hin.

Literatur

1. Appleton DS, Sibley GNA, Doyle PT (1988) Internal iliac artery embolization for the control of severe bladder and prostate hemorrhage. Br J Urol 61: 45–47
2. Aus G, Hermansson CG, Hugosson J, Pedersen KV (1993) Transrectal ultrasound examination of the prostate: complications and acceptance by patients. Br J Radiol 71: 457–459
3. Bach D, Wirth C, Schott G, Hollenbeck M, Grabensee B (1999) Percutaneous renal biopsy: three year experience with the biopty gun in 761 cases – a survey of results and complications. Int Urol Nephrol 31: 15–22
4. Bilge I, Rozanes I, Acunas B, Minareci O, Nayir A, Oktem F, Tonguc E et al. (1999) Endovascular treatment of arteriovenous fistulas complicating percutaneous renal biopsy in three paediatric cases. Nephrol Dial Transplant 14: 2726–2730
5. Blight EM Jr (1992) Seeding of prostate adenocarcinoma following transrectal needle biopsy. Urology 39: 297–298
6. Castineiras J, Varo C, Castro C, Lopez A, Juarez A, Snachez-Ferrgut C, Carnicer I et al. (1995) Complications of ultrasound-guided transperineal puncture biopsy of the prostate. Actas Urol Esp 19: 544–548
7. Chen YP, Yu YP, Huang HE (1993) Complications of percutaneous renal biopsy: an analysis of 1000 consecutive biopsies. Chung Hua Nei Ko Tsa Chih 32: 392–395
8. Cohen RH, Leder RA, Ellis JH (1996) Treatment of adverse reactions to radiographic contrast media in adults. Radiol Clin North Am 34: 1055–1076
9. Cozens NJ, Murchisons JT, Allan PL, Winney RJ (1992) Conventional 15 G needle technique for renal biopsy compared with ultrasound-guided spring loaded 18 G needle biopsy. Br J Radiol 65: 594–597
10. Deliveliotis C, John V, Louoras G, Andreas S, Alargof E, Sofras F, Goulandris N (1999) Multiple transrectal ultrasound guided prostatic biopsies: morbidity and tolerance. Int Urol Nephrol 31: 681–686
11. Desmond PM, Clark J, Thompson IM, Zeidman EJ, Mueller EJ (1993) Morbidity with contemporary prostate biopsy. J Urol 150: 1425–1426
12. Donovan KL, Thomas DM, Wheeler DC, Macdougall IC, Williams JD (1991) Experience with a new method for percutaneous renal biopsy. Nephrol Dial Transplant 6: 731–733

13. Golwyn DH Jr, Routh WD, Chen MY, Lorentz WB, Dyer RB (1997) Percutaneous transcatheter renal ablation with absolute ethanol for uncontrolled hypertension or nephrotic syndrome: results in 11 patient with end-stage renal disease. J Vasc Interv Radiol 8: 527–533
14. Gustafsson O, Norming U, Nyman CR, Ohstrom M (1990) Complications following combined transrectal aspiration and cor biopsy of the prostate. Scand J Urol Nephrol 24: 249–251
15. Hemingway AP, Allison DJ (1988) Complications of embolization: analysis of 410 procedures. Radiology 166: 669–672
16. Hergesell O, Felten H, Andrassy K, Kuhn K, Ritz E (1998) Safety of ultrasound-guided percutaneous renal biopsy – retrospective analysis of 1090 consecutive cases. Nephrol Dial Transplant 13: 975–977
17. Hietala SO (1978) Urinary bladder necrosis following selective embolization of the internal iliac artery. Acta Radiol Diagn Stockh 19: 316–320
18. Hom D, Eiley D, Lumeran JH, Siegel DN, Goldfischer ER, Smith AD (1999) Complete renal embolization as an alternative to nephrectomy. J Urol 161: 24–27
19. Hori A (1991) Complications following transcatheter arterial embolization for massive hemorrhage associated with pelvic fracture. Nippon Igaku Hoshasen Gakkai Yasshi 51: 365–374
20. Houlle D, Reizine D, Ruffenacht D, Riche MC, Merland JJ (1986) Embolization of iatrogenic traumatic vascular lesions of the kidney. Apropos of 25 cases. Ann Urol 20: 15–19
21. Hricak H (1995) Radiology of the Urinary Tract. In: Tanagho EA, McAnich JW (eds) Smiths General Urology. 14th edn, Prentice-Hall, New Jersey, pp 64–120
22. Husstedt H, Chavan A, Ghadban F, Leppert A, Galanski M (1996) Percutaneous superselective coil-embolization of intrarenal arteriovenous fistulas. Case reports. Acta Radiol 37: 539–41
23. Ingrisch H (1988) Perkutane Rekanalisation der Nierenarterie. In: Günther RW, Thelen M (Hrsg) Interventionelle Radiologie. Thieme, Stuttgart, S 44–57
24. Katayama H, Yamaguchi K, Kozuka T (1990) Adverse reactions to ionic and non-ionic contrast media. A report from the Japanese Committee on the Safety of Contrast Media. Radiology 175: 621–628
25. Kaufmann GW, Richter GM (1988) Embolisation der Niere. In: Günther RW, Thelen M (Hrsg) Interventionelle Radiologie. Thieme, Stuttgart, S 171–185
26. Klingler HC, Madersbacher S, Djavan B, Schatzl G, Marberger M, Schmidbauer CP (1998) Morbidity of the evaluation of the lower urinary tract with transurethral multichannel pressure-flow studies. J Urol 159: 191–194

27. Kriegmair M, Baumgartner R, Knüchel R, Stepp H, Hofstetter F, Hofstetter K (1996) Detection of early bladder cancer by 5-aminolevulinic acid induced porphyrin fluorescence. J Urol 155: 105–110
28. Lang EK (1995) Vascular Interventional Radiology. In: Tanagho EA, McAnich JW (eds) Smith's General Urology. 14th edn, Prentice-Hall, New Jersey, pp 121–128
29. Lasser EC (1990) Contrast media for urography. In: Pollack HM (ed) Clinical Urography. Saunders, Philadelphia, pp 23–36
30. Majewski VA, Luska G, Mlasowsky B, Lelle R, Wagner HH (1987) Results of percutaneous transluminal embolization therapy in severe hemorrhage in the pelvis. ROFO Fortschr Geb Roentgenstr Nuklearmed 147: 591–598
31. Marchiano AV, Patelli G, Sprreafico C, Garbagnati F, Frigerio LF, Lanocita R, Vercellio G, Damascelli B (1996) Transcatheter embolization in 39 cases of hyperactive arteriovenous malformation. Radiol Med 91: 440–446
32. Marwah DS, Korbet SM (1996) Timing of complications in percutaneous renal biopsy: what is the optimal period of observation? Am J Kidney Dis 28: 47–52
33. Naughton CK, Ornstein DK, Smith DS, Catalona WJ (2000) Pain and morbidity of transrectal ultrasound guided prostate biopsy: a prospective randomized trial of 6 versus 12 cores. J Urol 163: 168–171
34. Pisco JM, Martins JM, Correia MG (1989) Internal iliac artery: Embolization to control hemorrhage from pelvic neoplasms. Radiology 172: 337–339
35. Porru D, Madeddu G, Campus G, Montisci I, Scarpa RM, Usai E (1999) Evaluation of morbidity of multi-channel pressure-flow studies. Neurourol Urodyn 18: 647–652
36. Rietbergen JB, Kruger AE, Kranse R, Schroder FH (1997) Complications of transrectal ultrasound-guided systematic sextant biopsies of the prostate: evaluation of complication rates and risk factors within a population based screening program. Urology 49: 875–880
37. Rodriguez LV, Terris MK (1998) Risks and complications of transrectal ultrasound guided prostate needle biopsy: a prospective study and review of the literature. J Urol 160: 2115–2120
38. Schewe J, Brands FH, Sommerfeld HJ, Hofmockel G, Senge T (1998) Die transrektale Prostatabiopsie: Eine praxis- und klinikrelevante Übersicht. Urologe B 1: 6–9
39. Schneede P (1999) Sexuell übertragbare virale Infektionen. In: Hofstetter A (Hrsg) Urogenitale Infektionen. Springer, Berlin Heidelberg New York Tokyo, S 383–414
40. Schunk K (1994) Grundlagen angiographischer Technik. In: Schild H (Hrsg) Angiographie – angiographische Interventionen. Thieme, Stuttgart, S 91–95

41. Sieber PR (1994) Bladder necrosis secondary to pelvic artery embolization: case report and literature review. J Urol 151: 422
42. Stöhrer M (1996) Urodynamik. In: Hofstetter AG, Eisenberger F (Hrsg) Urologie für die Praxis. 2. Aufl, Springer, Berlin Heidelberg New York Tokyo, S 91–95
43. Tanagho E (1995) Urodynamic Studies. In:Tanagho EA, McAnich JW (eds) Smith's General Urology. 14th edn, Prentice-Hall, New Jersey, pp 514–535
44. Thelen M (1988) Embolisation im Becken. In: Günther RW, Thelen M (Hrsg) Interventionelle Radiologie. Thieme, Stuttgart, S 203–210
45. Thüroff JW (1995) Percutaneous Endourology and Ureterenoscopy. In: Tanagho EA, McAnich JW (Hrsg) Smiths General Urology. 14th edn, Prentice-Hall, New Jersey, pp 129–147
46. Wallace S (1981) Embolization of renal cell carcinoma. Radiology 138: 563–567
47. Watson AD, Rocklage SM, Carvlin MJ (1992) Contrast agents. In: Stark DD, Bradley WG Jr. (eds) Magnetic Resonance Imaging. 2nd edn, Mosby, St. Louis, pp 347–372
48. Wright KC, Loh G, Wallace S, Stephens LC (1990) Experimental evaluation of ethanolethiodol for transcatheter renal embolization. Cardiovasc Interv Radiol 13: 309–313
49. Zaak D, Hofstetter AG, Baumgartner R, Stepp H, Wagner S, Knüchel R, Schmeller N et al. (1999) Die 5-Aminolävulinsäure-induzierte Fluoreszenzendoskopie des oberflächlichen Harnblasenkarzinoms. Urologe B 39: 113–120

KAPITEL 3 Urologische Eingriffe

M. Siebels, R. Oberneder, P. Stürminger

Die Anforderungen, die die Rechtsprechung an die Aufklärungspflicht des Arztes stellt, sind hoch. Zwar kann nach der Rechtsprechung auf eine Aufklärung über allgemein bekannte Risiken, wie etwa das Wundinfektionsrisiko, verzichtet werden (vgl. Kap. 1); es ist aber dennoch empfehlenswert, auch allgemein operationsübliche Komplikationen wie Thrombosen, Embolien, Verletzung von Nerven und Gefäßen etc. in die Aufklärung einzubeziehen. Ebenfalls sollte eine mögliche Bluttransfusion bei jedem größeren Eingriff in Erwägung gezogen und das potenzielle Risiko einer Infektion (HIV, Hepatitis B/C, vgl. Kap. 5) mit dem Patienten besprochen werden. Die Möglichkeit einer Eigenblutspende sollte im Vorfeld der Operationsplanung mit dem Patienten abgeklärt und bei Elektiveingriffen i. d. R. auch durchgeführt werden.

Im Folgenden werden nur die für die einzelnen Operationen spezifischen Komplikationen in ihrer Häufigkeit aufgelistet. Eine Reihe seltener sowie seltenster und geringfügiger Komplikationen werden nur aufgeführt, wenn sie im Rahmen der Entscheidung des einzelnen Patienten für die jeweilige Operation von ausschlaggebender Bedeutung sind (vgl. Kap. 1).

Wenn keine expliziten Angaben erfolgen, kann von einem Mortalitätsrisiko (Tod innerhalb von 30 Tagen nach erfolgtem Eingriff) von unter 1% ausgegangen werden.

Bei perioperativen Dauerkatheteranlagen besteht potenziell immer die Gefahr einer Harnröhrenverletzung mit nachfolgendem Risiko der Bildung von Strikturen. Dies sollte bei jeder Aufklärung beachtet werden. Latexkatheter und vor allem die früher häufig verwendeten Gummikatheter enthalten Toxine, die in der Harnröhre zu entzündlichen Veränderungen führen können. Ist die Harnröhre während der Toxinfreisetzung zusätzlich minderdurchblutet (z. B. bei Herzoperationen, Nierentransplantationen), können Harnröhrenstrikturen entstehen, die in den 80-er Jahren epidemieartig auftraten. Durch die Verwendung von Silikonkathetern lässt sich die Strikturrate vermindern.

3.1 Endoskopische Eingriffe
P. Stürminger, M. Siebels

3.1.1 Harnröhreneingriffe

Urethrozystoskopie

Obwohl es sich bei der Urethrozystoskopie um den wohl am häufigsten durchgeführten Eingriff in der Urologie handelt, gibt es bisher keine genauen Zahlen hinsichtlich der dabei auftretenden Komplikationen. Eine Hauptkomplikation der Urethrozystoskopie sind Infektionen unterschiedlichster Art. Bei immunsupprimierten Patienten (z. B. nach Transplantationen) sollte immer eine Antibiotikaprophylaxe erfolgen. Aufgrund der Verwendung starrer Endoskope und spezieller Zusatzinstrumente (z. B. Biopsiezangen, Sonden, Ureterkatheter etc.) sind Verletzungen im Bereich der Urethra, Prostata, Blase und nachfolgende Hämaturie weitere nicht seltene Komplikationsquellen. Insgesamt ist die Urethrozystoskopie jedoch ein sicheres Verfahren mit geringer Morbidität.

Kontraindikationen sind ein frisches Harnröhrentrauma und eine akute Urethritis bzw. Zystitis.

Komplikationen
- Unkomplizierte Harnwegsinfektion (asymptomatische Bakteriurie)
- Komplizierte Harnwegsinfektion (Pyelonephritis, Urosepsis)
- Männliche Adnexitis (akute Prostatitis, Epididymitis)
- Harnröhrenverletzung (Mikroläsionen der Mukosa bis Perforation, via falsa)
- Harnröhrenstrikturen

- Hämaturie unmittelbar nach der Zystoskopie (bei Männern häufig)
- Verletzung des M. sphincter externus (Harninkontinenz)
- Verletzung der Prostata/Prostataperforation
- Verletzung des Blasenhalses/der Harnblase (bis zur Perforation)
- Verletzung der Harnleiterostien (Harnstauungsniere)
- Postoperative Harnverhaltung

CAVE: Benigne Prostatahyperplasie, Diabetiker

Anmerkung. Die Ursache kleinerer Blutungen sind in der Regel Verletzungen, die das Instrument an prominenten Prostatarandvenen auslösen kann. Sie bedürfen in der Regel keiner weiteren Therapie. Schwerere Blutungen (mögliche Folge: Blasentamponade) sind sehr selten und treten i.d.R. vor allem nach zusätzlichen instrumentellen Eingriffen (z.B. Biopsieentnahme) oder bei Patienten mit Blutungsübeln bzw. unter wirksamer Antikoagulation auf. In diesen Fällen muss eine endoskopische Blutstillung in Narkose erfolgen (transurethrale Elektrokoagulation). Äußerst selten ist eine Bluttransfusion erforderlich (vgl. Kap. 5).

Urethrotomia interna

Die Urethrotomia interna ist immer noch die Methode der Wahl zur Behandlung der Harnröhrenstriktur mit Ausnahme der Meatusstenose oder einer kompletten Urethralstenose.

Die generelle Erfolgsrate dieser Operationsmethode beträgt ca. 50% [16].

Besonders schwierig gestaltet sich die interne Urethrotomie bei Strikturen im Bereich der Pars membranacea, da sich hier oftmals das proximale Strikturende im Bereich des äußeren Sphinkters befindet. Bei lege artis durchgeführtem Eingriff sind schwere intraoperative Komplikationen jedoch eine Seltenheit. Postoperative Komplikationen kommen nur gelegentlich vor.

Komplikationen [99, 107]
- Rezidivstriktur 15–68%
- Starke Blutungen (aufgrund des bradytrophen Narbengewebes sehr selten)

- Hämatom im Bereich der Penis-/Skrotalhaut
- Verletzung des Corpus spongiosum oder der Buck'schen Faszie (Fascia penis profunda)
- Perforation in das interfasziale Bindegewebe
- Verletzung der Corpora cavernosa bei Perforation
- Penis-/Skrotalödem durch eingeschwemmte Spülflüssigkeit
- Kavernitis, Schwellkörperfibrose
- Infektionen (Urethritis, aszendierende Samenwegsinfektion)
- Abszess-/Fistelbildung (sehr selten)
- Verletzung des M. sphincter externus mit resultierender Harninkontinenz (sehr selten)

CAVE: Inzisionen im Bereich der Pars membranacea

Mögliche Zusatzeingriffe
- Suprapubische Zystoskopie zur antegraden Sondierung der Urethra mit der Möglichkeit zur Harnröhrenbougierung/-schlitzung
- Perinealer Zugang (perineale Urethrotomie)
- Offene Harnröhrenoperation
- Blasenkathetereinlage
- Postoperative Nachbougierung

Anmerkung. Etwa 70% aller Rezidive treten im 1. postoperativen Jahr (bevorzugt während des 4.–6. Monats) auf, nur 18% im 2. postoperativen Jahr. Die restlichen 12% manifestieren sich in den nachfolgenden Jahren. Prognostisch ungünstig sind langstreckige Strikturen: bei Strikturen <2 cm ca. 40% Rezidive innerhalb des ersten Jahres, bei Strikturen zwischen 2 und 4 cm ca. 50% Rezidive, bei Strikturen >4 cm ca. 80% Rezidive [121]. Postoperativ auftretende Harnröhrendivertikel sind in der Regel ohne klinische Relevanz und bilden sich im Laufe einiger Monate wieder zurück, können sich aber bei bestehender lokaler Entzündung infizieren.

Periurethrale Injektion bei Inkontinenz

Inzwischen werden zur periurethralen Injektion verschiedene Materialien, z. B. Polytetrafluoroethylen (PTFE), Kollagen, Silikonpolymere oder autologe Substanzen (z. B. Fett), benutzt. Die Erfolgsrate liegt laut verschiedener nicht kontrollierter Studien zwischen 70 und 90%.

Hauptnachteile: Die Menge des benötigten Materials für den einzelnen Patienten ist schwer einzuschätzen und die Sicherheit des nicht-autologen Materials hinsichtlich Migration, Antikörperreaktionen und immunologischer Effekte ist noch unklar.

Eine Katheterisierung sollte vermieden werden, da das applizierte Material sonst ausfließen kann.

Komplikationen
- Harnverhalt 15–25%
- Fieber (allergisch, PTFE) 25%
- Irritative Symptomatik
  - nach Injektion von Kollagen 1%
  - nach Injektion von PTFE 20%
- Harnwegsinfekte 2–5%
- Hämaturie 3%
- Schmerzen an der Injektionsstelle, „urinary outlet obstruction" 1%
- Balanitis, Urge-Inkontinenz, Urethritis, Epididymitis, Blasenspasmus, Abszess, Vaginitis 1%

Mögliche Zusatzeingriffe
- Perioperative Anlage einer Blasenpunktionsfistel

Anmerkung. PTFE kann in verschiedene Organe migrieren (z. B. Lymphknoten, Lunge, Gehirn, Nieren, Milz). Dort kann es zur Formation von Granulomen kommen mit begleitender Immunreaktion (Fieber). Eine Karzinomentstehung ist denkbar, bisher allerdings nicht beschrieben worden. Kollagen ist besser biokompatibel und degradierbar (nach 10-12 Monaten komplett degradiert). Eine minimale Fremdkörperreaktion wird beobachtet, allerdings ohne Granulombildung, eine Migration ist bisher nicht beschrieben worden. Durch Durchführung eines Hauttestes können allergische Reaktionen weitgehend ausgeschlossen werden.

Silikone können ebenfalls als kleine Partikel in Lunge, Niere, Gehirn und Lymphknoten nachgewiesen werden. Die Induktion von

Autoimmunerkrankungen erscheint möglich, ist jedoch bisher noch nicht untersucht [113].

3.1.2 Prostataeingriffe

Transurethrale Blasenhalsinzision (nach Turner-Warwick)

Die transurethrale Blasenhalsinzision ist die Methode der Wahl bei kleinen Prostatae (<30 g) sowie bei jüngeren Männern mit noch nicht abgeschlossener Familienplanung. Kontraindikationen für dieses Verfahren sind Prostataadenome >30 g sowie ein prominentes Mittellappenadenom. Die Gesamtkomplikationsrate wird in der Literatur mit 2,5% angegeben [70].

Komplikationen [58, 128]
- Harnröhrenstriktur bis 6% (bei bilateraler Inzision)
- Peri-/postoperative Blutung 2%
- Operativer Zweiteingriff (z. B. TUR-P) 10%
- Erektions- und Ejakulationsstörungen (s. Tabelle 3.1)
  - Das Auftreten vorübergehender postoperativer Erektions- oder Ejakulationsstörungen wird mit bis zu 62% der Fälle angegeben.
  - Eine dauerhafte postoperative retrograde Ejakulation tritt in durchschnittlich 12% auf. In der Literatur wird dabei eine Schwankungsbreite zwischen 4 und 35% angegeben.

Tabelle 3.1. Auftreten einer retrograden Ejakulation nach Blasenhalsinzision

	Patienten (n)	Retrograde Ejakulation [%]
Mobb et al. 1988 [88]	64	16
Vicente-Rodriguez et al. 1994 [129]	100	6
Cerruti et al. 1994 [15]	300	9
El-Baz et al. 1995 [27]	62	8
Riehmann et al. 1995 [103]	61	35
DePaula et al. 1997 [20]	45	6,6
Nouri et al. 1999 [95]	63	4

Transurethrale Resektion der Prostata (TUR-P)

Die TUR-P ist in den vergangenen Jahrzehnten die operative Standardtherapie der benignen Prostatahyperplasie (BPH) geworden. Obwohl die Mortalität dieses Eingriffes in den letzten Jahren deutlich zurückgegangen ist und derzeit nur noch bei 0,2–0,8% liegt, hat sich die Morbidität in den vergangenen drei Jahrzehnten nicht wesentlich geändert (Tabelle 3.2 [85, 87]).

Die Gesamtmorbidität dieser Methode liegt bei 20%. Die Frühmorbidität innerhalb der ersten 3 Monate post operationem beträgt bis zu 18%.

Intraoperative Komplikationen
- Transfusionspflichtige Nachblutung 6,5–22% [22, 85]
- Perforationen Prostatakapsel/Blasenhals 4,4% [125] (mögliche Folgen: peritoneale Reizung, akutes Abdomen)
- TUR-Syndrom (hypotone Hyperhydratation) 1–4% [85] (mögliche Folgen: Hirn-/Lungenödem, Kreislaufschock, pontine Myelinolyse, Tod)
- Verletzungen M. sphincter externus bei apexnaher Resektion
- Verletzungen der Harnröhre bei Einführen des Resektoskopschaftes, vgl. Abschn. 3.1.1
- Ostiumresektion <2% (mögliche Folgen: narbige Ostiumeinengung, Harnstauung, sekundärer Harnreflux, rezidivierende Harnwegsinfektionen)
- Perforation des Peritoneums, des Rektums <1%

Tabelle 3.2. Morbidität und Mortalität nach TUR-P

	Patienten (n)	Mortalität [%]	Morbidität [%]
Holtgrewe et al. 1962 [63]	2015	2,5	18
Melchior et al. 1974 [86]	2223	1,3	17
Mebust et al. 1989 [85]	3885	0,23	24,9
Doll et al. 1992 [22]	388	0,8	17
Melchior et al. 1993 [87]	1203	0,4	22,3

- Harnblasenperforationen 0,3% [125] (durch Dislokation des Resektoskops, sehr selten auch durch Explosion von Wasserstoff-Sauerstoff-Gemischen, Knallgasexplosion, vgl. Abschn. 3.1.3)
- Anresektion der Samenblasen, folgenlos, selten
- Verletzungen/Verbrennungen durch elektrischen Strom bei nicht korrekter Lage der Neutralelektrode bzw. unsachgemäßer Desinfektion, sehr selten

Postoperative Komplikationen

Unmittelbar postoperativ (≤12 h):
- Bluttransfusion bei Nachblutung (meist arteriell) 6%–20% [127]: abhängig von Resektionsdauer, Menge des Resektates, Alter des Patienten
- Blasentamponade bis 11% [22]
- Transurethrale Elektrokoagulation 9% bei Nachblutungen [78]
- Harnwegsinfektionen:
  - ohne Bakteriämie 17–32% [37, 47]
  - mit Bakteriämie 0,4% [125]
- Epididymitis als Folge einer aszendierenden Infektion 0,8–1% [37]
- Urethritis oder Paraurethralabszess, sehr selten

Spätfolgen:
- retrograde Ejakulation 63,6–93% ([100, 117]; Resektion des M. sphincter internus). Hierdurch ausgelöste psychische, die Potenz dauerhaft beeinflussende Irritationen treten gelegentlich (2,9%) auf [53]. Eine vorübergehende erektile Dysfunktion wird in 4–35% beobachtet [108]. Eine pathologisch-anatomische Ursache ist in diesen Fällen meist nicht zu beobachten.
- persistierende dysurische Beschwerden ca. 29% [128]. Die prostatische Harnröhre reepithelialisiert sich 4–6 Wochen nach TUR-P. So lange sind oft dysurische Beschwerden vorhanden. Bei länger andauernden Beschwerden erweisen sich als häufigste Ursachen unvollständige Resektion vor allem apikaler Prostataadenomreste, Blasenhalssklerose, Harnröhrenstriktur, persistierender Harnwegsinfekt, narbige Verengung der Prostataloge oder sekundäre Detrusorschwäche. Bei anhaltenden großen postoperativen Restharnmengen infolge BPH-bedingter, reversibler Detrusorinsuffizienz kann eine länger dauernde Harnableitung mittels Blasenpunktionsfistel oder intermittierende Einmalkatheterisierung notwendig werden.

- Reoperation (innerhalb der ersten 8 Jahre) 7,6–15,5% [105, 112]
- Urethrastriktur 1,5–11,6% [5, 140], vor allem bedingt durch Blasendauerkatheter
- Blasenhalssklerose 0,9–3% [60, 125]
- Stressinkontinenz bis 2% [17]

Mögliche Zusatzeingriffe
- Meatotomie
- Interne Sichturethrotomie
- Externe Urethrotomie, sehr selten; bei extrem ausgeprägter und langstreckiger Striktur oder in Fällen, in denen das überlange Resektoskop nicht ausreicht (z. B. starre Penisprothese) erfolgt dann das Einführen des Resektoskops über einen externen, perinealen Zugang
- Anlage einer suprapubischen Blasenpunktionsfistel
- Blasendauerkatheter
- Blasenhalsinzision
- Harnleiterschieneneinlage (DJ-Schiene) bzw. perkutane Nephrostomie bei Harnstauung
- Anlage einer Drainage, Laparoskopie/Laparotomie bei Kapselperforation mit Einschwemmung

Anmerkung. Hauptpunkt vieler Schadenersatzprozesse nach TUR-P ist das Auftreten einer postoperativen Harninkontinenz. Daher sind eine genaue präoperative Abklärung evtl. bereits bestehender Kontinenzstörungen (z. B. bei Diabetes mellitus, Zustand nach Wirbelsäulenverletzungen) und eine Dokumentation der intraoperativen Sphinkterfunktion im Operationsbericht von eminenter Bedeutung. Eine reine Stressinkontinenz (Schädigung des M. sphincter externus) ist jedoch selten (s. oben). In bis zu 75% der Fälle besteht die Ursache einer postoperativen Inkontinenz in einer Detrusorinstabilität [93].

Häufigste Ursachen für eine postoperative Urgeinkontinenz, welche in ca. 40% auftritt [22], sind in der Prostataloge verbliebene Gewebeanteile, Nekrosen oder eine postoperative Harnwegsinfektion. In diesen Fällen kann eine transurethrale Nachresektion bzw. eine Antibiotikatherapie nach Antibiogramm Abhilfe schaffen. Meist reicht die Gabe von Spasmoanalgetika. Lediglich die durch die Schädigung des M. sphincter externus bewirkte Harninkontinenz bleibt therapeutisch unbeeinflussbar. Hier hilft nur die Implantation eines artifiziellen Sphinkters.

Eine Alternative zur TUR-P ist die transurethrale Laserresektion der Prostata mit deutlich geringerer Morbidität (Blutung, Sphinkterverletzung, Inkontinenz etc.). Genaue Daten liegen bisher noch nicht vor (vgl. Abschn. 3.1.3).

Transurethrale Mikrowellen-Thermotherapie (TUMT)

Die TUMT ist ein Verfahren zur Behandlung der BPH. Dabei kommt es durch Erreichen von intraprostatischen Temperaturen zwischen 45 °C und 60 °C zur Schädigung benigner Prostatazellen. Prinzipiell ist eine transrektale oder eine transurethrale Applikation der Mikrowellenantenne möglich. Ein spezielles Kühlsystem ermöglicht, dass erst in einer bestimmten Gewebetiefe in einem Abstand von 3–5 mm von der urethralen Schleimhaut eine intraprostatische Temperatur von mehr als 45 °C erreicht wird.

Die transurethrale Hochenergie-Mikrowellen-Thermotherapie (HE-TUMT) stellt eine Weiterentwicklung der TUMT dar. Im Gegensatz zur konventionellen TUMT, bei der durch intraprostatische Temperaturen bis 55 °C lediglich die irritativen Symptome der BPH günstig beeinflusst werden konnten, ist bei der HE-TUMT eine signifikante Desobstruktion des Blasenauslasses durch Erzeugung von Gewebsnekrosen möglich. Eine perioperative Harnableitung mittels Blasendauerkatheter oder Blasenpunktionsfistel ist aufgrund der operationsbedingten Ödembildung im Prostatagewebe nötig.

Komplikationen [45]

▶ Zweitoperation/Rezidivbehandlung (z. B. TUR-P) 31 %
▶ Prostatitis 1,5 %
▶ Harnröhrenverletzung durch lokale Hitzeeinwirkung [1]
▶ Harnröhrenstriktur [1]
▶ Harnblasenverletzung/-perforation bei der Sondenapplikation [1]

---

[1] Das jeweilige Risiko ist sehr gering. Allerdings fehlen dazu bisher genaue Zahlen.

- Fistelbildung[1]
- Rektumverletzung (Temperaturen > 60 °C)[1]
- Schädigung des Gefäßnervenbündels[1]
- Harnwegsinfektion (Epididymitis)[1]

Anmerkung. Retrograde Ejakulation, intra- oder postoperative Blutungen und Harninkontinenz wurden in den bisher veröffentlichten Studien noch nicht beobachtet. Allerdings liegen noch keine Langzeitbeobachtungen (>3 Jahre) vor.

Transurethrale Nadelablation (TUNA)

Bei der TUNA handelt es sich um ein semi-invasives Therapieverfahren, bei dem Radiofrequenzenergien (465 kHz) verwendet werden. Diese werden interstitiell, ähnlich der ILK, über zwei monopolare Nadeln direkt in die Prostata appliziert. Um die Applikationsnadeln treten kegelförmig Temperaturen von ca. 90 °C (zentral) bis 50–70 °C (peripher) auf. Im Temperaturbereich von 50–70 °C kommt es nicht unbedingt zur Gewebsnekrose, jedoch zur Zerstörung der neuronalen Innervation. Durch interstitielle Wärmeapplikation bis zum Erreichen von Temperaturen von 70–90 °C wird eine Gewebsnekrose erzeugt, welche zu Vakuolenbildung und damit zu einer Verminderung des Prostatavolumens führt.

Diese Therapieform der BPH ist auch ambulant ohne Anästhesie durchführbar [71].

Komplikationen [11]
- Harnwegsinfektion 7,7%
- Harnröhrenstriktur 1,5%
- Postoperative Harnverhaltung[1]
- Verletzung der Harnröhre, Harnblase[1]
- Prostataperforation/Darmverletzung bei Nadeldislokation[1]
- Prostatitis/Epididymitis[1]
- Zweiteingriff/Rezidiveingriff (z. B. TUR-P)[1]

Mögliche Zusatzeingriffe
- Blasendauerkatheter

- Blasenpunktionsfistel
- Interne Sichturethrotomie
- Blasenhalsinzision

Anmerkung. Inkontinenz, Impotenz oder retrograde Ejakulation wurden in den bisher veröffentlichten Studien noch nicht beobachtet. Allerdings liegen auch hier noch keine Langzeitergebnisse vor.

3.1.3 Transurethrale Lasereingriffe [62]

Allgemeines

Die transurethrale Anwendung von Lasersystemen in der Therapie der BPH und des Harnblasenkarzinoms gewinnt zunehmend an Bedeutung. Ihr Vorteil liegt in der geringeren Invasivität und Morbidität. Der Einsatz des Lasers setzt einen vollkommenen Schutz des Patienten, des durchführenden Arztes und des Hilfspersonals vor Laserschäden voraus. Schäden können vor allem am ungeschützten Auge und an exponierten Hautstellen auftreten.

Durch die starke Fokussierwirkung des Auges ist die Netzhaut der am meisten gefährdete Teil des menschlichen Körpers. Neben den physikalischen Strahlungsparametern wie Wellenlänge, Impulsdauer und Leistung bestimmen auch Ausdehnung und Entfernung der Strahlungsquelle den Gefährdungsgrad bzw. das Ausmaß der Schädigung. Beachtet werden müssen auch Gefährdungen, die durch Reflexionen von Laserstrahlen an medizinischen Instrumenten auftreten können.

Im kurzwelligen Spektralbereich (<315 nm) überwiegen photochemische Prozesse. Im langwelligen Bereich überwiegt vor allem die Wärmewirkung der im Gewebe absorbierten Strahlung. Im infraroten Spektralbereich ist die schädigende Wirkung rein thermisch bedingt. Wegen der unterschiedlichen Absorption von Laserlicht in Hornhaut, Linse, Augenkammer und Netzhaut sind mögliche Schädigungen der einzelnen Strukturen des Auges spektralabhängig.

Außer durch direkte Einwirkung der Laserstrahlung sind Patienten und Personal durch sekundäre chemische und elektrische Effekte gefährdet. Wegen der hohen Lichtintensitäten kann ein therapeutischer Laser als Zündquelle wirken.

Nur durch Beachtung aller erforderlichen Sicherheitsmaßnahmen, vor allem durch die Verwendung von Laserschutzbrillen, ist für Patient, Arzt und Personal die sichere Anwendung von Lasern gewährleistet.

Interstitielle Laserkoagulation (ILK)

Bei der ILK wird ein Lichtleiter direkt unter visueller Kontrolle in das Prostatagewebe eingebracht. Als Strahlungsquelle wird entweder der Nd:YAG-Laser oder ein Diodenlaser verwendet. Die laserinduzierte Koagulationsnekrose entsteht unter Erhalt der Urethra im Inneren der hyperplastischen Prostata und kann durch wiederholte Applikation der Lichtleiter ein beliebiges Volumen erreichen. Postoperativ kommt es durch Resorption zur atrophischen Schrumpfung.

Beim transurethralen Zugang wird die Laserfaser über einen Arbeitskanal im Zystoskop eingeführt. Die Faser kann dann ohne Hilfsmittel direkt in das Gewebe eingeführt werden. Daneben ist auch ein perinealer Zugang möglich. Wegen einer unmittelbar postoperativen Gewebeschwellung ist eine kurzfristige Harnableitung über eine Blasenpunktionsfistel notwendig [101]. Besonderer Vorteil der ILK ist die geringe Morbidität, so dass dieses Verfahren auch bei Risikopatienten angewendet werden kann.

Komplikationen (s. Tabelle 3.3)
Intraoperativ:
▶ Laserfaserbruch

Früh postoperativ [90]:
▶ Asymptomatische Bakteriurie 35,6%
▶ Vorübergehende irritative Symptomatik 12,6%
▶ Fieberhafte Harnwegsinfektion 2,1%
▶ Blutung/Nachblutung 2,1%
▶ Blasentamponade <1,5%
▶ Epididymitis/Prostatitis <1%
▶ Bluttransfusion <0,5%
▶ Passagere Stressinkontinenz <0,5%
▶ Schmerzen 0,4%

Spät postoperativ (3–30 Monate [90]):
- Operativer Zweiteingriff 9,2%
- Retrograde Ejakulation 6,7%
- Harnröhrenstriktur 5,4%
- Blasenhalssklerose 1,7%
- Weitere Komplikationen vgl. Abschn. 3.1.1

Mögliche Zusatzeingriffe
- Suprapubische Blasenpunktionsfistel
- Blasenhalsinzision
- Interne Sichturethrotomie
- Späterer Zweiteingriff (z. B. TUR-P, Adenomenukleation)

Transurethrale ultraschallgesteuerte laserinduzierte Prostatektomie (TULIP)

Bei der TULIP handelt es sich um die Kombination eines Real-time-Ultraschalltransducers (7,5 MHz) mit einem Nd:YAG-Lasersystem, welche mittels eines transurethralen Zystoskoparbeitsschaftes appliziert wird. Durch die Einstrahlung von Laserenergie in die prostati-

Tabelle 3.3. Komplikationen nach ILK

	Mutschter und Hofstetter 1995 [90] (Nd:YAG-Laser)	Baldassari et al. 1998 [6] (Diodenlaser)	Greenberger et al. 1998 [50] (Diodenlaser)	Arai et al. 1996 [3] (Nd:YAG-Laser)
Patientenzahl (n)	239	20	25	61
Retrograde Ejakulation [%]	6,7	5	4	3,3
Vorübergehende Irritation [%]	12,6	40	–	–

sche Harnröhre entsteht eine laserinduzierte Koagulationsnekrose im hyperplastischen Prostatagewebe. Das nekrotische Prostatagewebe wird in den ersten 4-6 Wochen nach dem Eingriff während der Miktion ausgeschieden.

Unmittelbar präoperativ wird in der Regel eine suprapubische Blasenfunktionsfistel angelegt, da es postoperativ ödembedingt zu einer Miktionsverschlechterung kommen kann.

Komplikationen [109]
- Retrograde Ejakulation
  - komplett (19%)
  - partiell (6%)
- Epididymitis 4,8%
- Erektile Dysfunktion 2%
- Perforation 1,2%
- Unmittelbar postoperativ irritative Symptome (Pollakisurie, Nykturie, vorübergehende Harnstrahlverschlechterung)
- Postoperative Harnverhaltung (ohne Katheteranlage)
- Harnwegsinfektion, Prostatitis
- Blutung/Nachblutung
- Verletzungen der Harnröhre, der Harnblase, benachbarter Organe

Mögliche Zusatzeingriffe
- Harnröhrenschlitzung
- Suprapubische Blasenpunktionsfistel
- Blasendauerkatheter

Anmerkung. Ein Zweiteingriff (z.B. TUR-P) wird in bis zu 7,2% der Fälle notwendig.

Transurethrale Laserablation der Prostata (TULAP)

Die TULAP verbindet die Kombination von Nicht-Kontakt- und Kontakt-Laseranwendung bei der BPH. Als Strahlenquelle dient hierbei der Nd:YAG-Laser, als Lichtleiter eine Ultraline-Laserfaser. Aufgrund der Prismenumlenkung in Kombination mit der Quarzverkapselung der Laserfaserspitze ermöglicht dieses Fasersystem, sowohl den Kontakt- als auch den Nicht-Kontakt-Laser anzuwenden mit hohen Energiedichten am zu behandelnden Gewebe. Die Faser wird über einen Arbeitstrokar im Laserresektoskop transurethral positioniert. Ziel des Verfahrens ist es, eine ausreichende Nekrosezone in der prostatischen Harnröhre zu erzeugen. Bei der gesamten Behandlung wird mit 60 W Laserenergie im Dauerstrichmodus gearbeitet. Das nekrotische Gewebe wird in den ersten 1–6 Monaten nach dem Eingriff bei der Miktion ausgeschieden. In der Regel wird zusätzlich eine suprapubische Blasenpunktionsfistel und/oder ein Blasenspülkatheter eingelegt. Eine vorübergehende unmittelbar postoperative Harnstrahlverschlechterung oder Harnverhaltung durch das Gewebeödem ist möglich. Blutungen bzw. Nachblutungen sind deutlich seltener als bei der TUR-P, genaue Zahlen existieren nicht.

Komplikationen [49]
- Retrograde Ejakulation 22,2%
- Harnwegsinfektion 8%
- Epididymitis 5,9%
- Verletzung der Harnröhre (Harnröhrenstriktur) 1,1%
- Schließmuskelverletzung (Harninkontinenz) 0,5%
- Erektile Dysfunktion 0,5%
- Verletzung der Harnblase, benachbarter Organe 0,5%

Mögliche Zusatzeingriffe
- Harnröhrenschlitzung
- Suprapubische Blasenpunktionsfistel
- Blasendauerkatheter
- Zweiteingriff (z. B. TUR-P)

Lasertherapie von Harnblasentumoren

Bei kleinen papillären Tumoren oder beim Karzinoma in situ (Cis) wird auch der Laser angewendet (vgl. Abschn. 3.1.4). Dadurch lässt sich das Blutungsrisiko deutlich vermindern, das Abschwimmen von Tumorzellen bzw. die Tumorzellaussaat kann verhindert werden. Ein weiterer Vorteil ist die Koagulation von begleitenden Tumorgefäßen und lymphatischen Gefäßen. Eine Verringerung der Rezidivrate dadurch erscheint plausibel, ist bislang jedoch noch nicht bewiesen.

Komplikationen
- Blutung
- Verletzung außerhalb der Blase liegender Organe (z. B. Darm)
- Bei Ostiennähe Harnstauung
- Narbige Veränderungen in der Harnblase, Entwicklung einer Schrumpfblase
- Weitere Komplikationen vgl. Abschn. 3.1.1, 3.1.2

3.1.4 Harnblaseneingriffe

Suprapubische Zystostomie (Pufi, Cystofix)

Bei Beachtung der relativen und absoluten Kontraindikationen (z. B. Voroperationen, Schrumpfblase, Blasentumor, Gravidität) ist die suprapubische Zystostomie ein unkompliziertes Verfahren (Gesamtkomplikationsrate ca. 1,6%).

CAVE: Einnahme von Acetylsalicylsäure, Phenprocoumon (Marcumar) etc., bekannte Blutungsübel.

Komplikationen
- Hämaturie, Blasentamponade 0,5–4%
- Urinfistel 2,3%
- Abszessbildung 2%
- Bauchwandhämatom 0,2%

Anmerkung. Verletzungen von Nachbarorganen (Blasenhinterwand, großen Gefäßen, Dünndarm, Dickdarm, Peritoneum, Prostata), Prostatitis, Peritonitis, Sepsis und Todesfolge sind bisher nur in Kasuistiken beschrieben.

Transurethrale Elektroresektion von Blasentumoren (TUR-B)

Bei der TUR-B wird der Blasentumor mittels einer hochfrequenzstromführenden Schlinge unter Sicht abgetragen. Neben der dadurch möglichen histologischen Untersuchung des Gewebes stellt dies bei oberflächlichen Tumoren (pTa, pT1) gleichzeitig eine therapeutische Maßnahme dar. Die Gesamtkomplikationsrate der TUR-B wird in der Literatur mit etwa 10%, die Mortalität mit etwa 0,8% angegeben [74].

Mögliche Komplikationen
- Harnwegsinfektion (auch Epididymitis/Prostatitis) 19,4% [47]
- Verletzung der Harnleiterostien 19% [36], Harnstauung, sekundärer vesikoureterorenaler Reflux
- Intra-/postoperative Bluttransfusion 3,3% [126]
- Blutungen 1,7% [126]
- Blasenwandperforation 0,9–2% [73, 126]
- Verletzung benachbarter Organe
- Harnröhrenverletzung (postoperative Harnröhrenstriktur)
- Prostataverletzung/-perforation
- Verletzung des M. sphincter externus mit konsekutiver Harninkontinenz
- Narbige Veränderungen in der Harnblase, Entwicklung einer Schrumpfblase

Anmerkung. Bei intraperitonealer Perforation bedingt die nachfolgende peritoneale Reizung eine zunehmende Abwehrspannung und schließlich das Bild des akuten Abdomens. Bei Verdacht auf eine Perforation der Harnblasenwand muss ein Zystogramm durchgeführt werden. Bei einer kleinen Läsion mit wenig Kontrastmittelübertritt in den Bauchraum können ein weitlumiger Blasendauerkatheter (für mindestens 3 Tage) und eine engmaschige Kontrolle ausreichend sein. Bei großen Perforationen erfolgt in der Regel die sofortige Laparotomie und die Übernähung der Perforationsstelle.

Eine mögliche Tumorzellaussaat (intraperitoneal oder retroperitoneal) nach Perforationen ist beschrieben [91].

Mögliche Zusatzeingriffe
- Meatotomie
- Interne Sichturethrotomie
- Zweiteingriff: Elektrokoagulation bei Nachblutung, Nachresektion
- Harnleiterschiene oder Nierenfistelanlage

- Laserung der Tumorareale (Darmverletzung, ggf. laparoskopische Kontrolle)
- Laparotomie (Perforation)

3.1.5 Harnleitereingriffe

Ureterorenoskopie (URS)

Die Indikation zur endoskopischen Untersuchung des oberen Harntraktes kann sowohl diagnostisch (Ausschluss einer urothelialen, intraluminalen Raumforderung des oberen Harntraktes) als auch therapeutisch (z. B. bei Steinen, Tumoren oder Blutungen) bedingt sein.

Bei größeren Uretersteinen wird in der Regel eine intraluminale Lithotripsie, z. B. die laserinduzierte Lithotripsie (LISL), die ultraschallgesteuerte Lithotripsie oder die elektrohydraulische Lithotripsie (EHL), eingesetzt. Vorteile der LISL im Vergleich zu anderen Verfahren sind: sie kann blind benutzt werden und es entsteht keine Ureterperforation. In manchen Fällen kann ein Stein nur in das Nierenbecken zurück gespült werden. Es kann dann anschließend eine extrakorporale Stosswellentherapie (vgl. Kap. 5) durchgeführt werden (ggf. Eingriff in gleicher Sitzung, bei der Aufklärung beachten).

Der Eingriff wird in der Regel unter Röntgenkontrolle durchgeführt, der Harnleiter wird mit Kontrastmittel dargestellt (vgl. Kap. 2).

Im Falle von oberflächlichen Harnleitertumoren oder kleinen, auch multiplen Nierenbeckentumoren bietet sich im Zusammenhang mit der URS die Laserbehandlung als Alternative zur offenen Operation an. Dadurch können Tumoren komplett und nebenwirkungsarm entfernt werden. Im Harnleiter sollte zur Vermeidung von Strikturen eine zirkuläre Laserung vermieden werden.

Meist wird nach einer URS eine Harnleiterschiene (DJ-Schiene) eingelegt, um eine Harnstauung zu vermeiden.

Die Gesamtkomplikationsrate der URS wird in der Literatur von 7,6–12% angegeben [24, 54]. Schwerwiegende Komplikationen treten dagegen nur in etwa 1,5% der Fälle auf [54].

Komplikationen
- Verletzung der Mukosa (via falsa) 24,5%
- Harnleiterperforation 8–17%
- Fieber 5%
- Harnwegsinfektion 2,5%
- Harnleiterstriktur 1–5% [33]
- Harnleiterabriss mit konsekutiver DJ-Schiene bzw. offener Operation 0,5–2,3% [24]
- Verschleppung des Harnleitersteines ins Retroperitoneum 0,4%
- Verletzung benachbarter Organe/Strukturen, z.B. Darm, Blutgefäße, bei Harnleiterperforation oder durch den Einsatz von LISL, EHL
- Spülflüssigkeitseinschwemmung
- Verletzung der Niere, Perforation des Nierenbeckens
- Verletzung der Harnblase/des Harnleiterostiums (Stauung)
- Hämaturie
- Weitere Komplikationen vgl. Abschn. 3.1.1

Harnleiterschienung

Komplikationen bei diesem häufig durchgeführten Eingriff sind selten. In der Regel handelt es sich dabei um Blutungen im Rahmen von Schleimhautverletzungen oder um Infektionen. Grundsätzlich kann dieser Eingriff ambulant durchgeführt werden. Bei Männern mit schwierigen anatomischen Verhältnissen aufgrund einer BPH oder bei ausgeprägten Harnleiterstenosen (z.B. tumorbedingt oder im Rahmen einer Ureterabgangsenge) empfiehlt sich jedoch eine Durchführung in Narkose. Zumeist geschieht der Eingriff unter Röntgen-Kontrolle. Ggf. Kontrastmittelgabe.

Komplikationen
- Verletzung der Harnröhre (Strikturgefahr), Harnblase, Ureter
- Perforation der Ureterwand (Urinom, Abszess)
- Kontrastmittelreaktion
- Infektionen
- Arrosionsblutung im Nierenhohlsystem
- Flankenschmerzen während der Miktion

- Urge-Inkontinenz, dysurische Beschwerden
- Katheterdislokation, Verstopfung der Schiene (Neuanlage)
- „Versenken" der Schiene im Harnleiter mit konsekutiver Entfernung in Narkose, ggf. URS

Anmerkung. Patienten sollten mit einem Notfallausweis ausgestattet werden. Zusätzlich sollte der Patient über eine notwendige Entfernung bzw. einen Wechsel der Schiene im Intervall aufgeklärt werden. Weiterhin empfiehlt sich eine diesbezügliche Anmerkung im Entlassungsbericht.

3.1.6 Niereneingriffe

Perkutane Nephrolithotomie (PNL)

Komplikationen
Perioperativ:
- Nierenbecken-/Kelchperforation/Extravasation 4–24%
- Transfusionsbedürftige starke Blutungen bis 11%
- PNL-nicht möglich, Reststeine, Steindislokation (z. B. Ureter) bis 5%

Postoperativ:
- Transfusion bis 8,4%
- Sepsis bis 7,5%
- Ureterobstruktion bis 3,1%
- Embolisation bei massiver Blutung bis 0,6% (vgl. Kap. 2)
- Pneumonie
- Schmerzen
- Makrohämaturie, Urethra-/Ureterstriktur, akutes Nierenversagen, Urinom, Urinfistel, Rezidivsteine bis 3,4%
- Mortalität <1%

Mögliche Zusatzeingriffe
- Perioperative Zystoskopie und Einlage einer weitlumigen Ureterschiene
- ESWL
- URS

Perkutane Pyelolithotomie

Komplikationen
- Perforation/Extravasation 5–24%
- Blutung (transfusionsbedürftig) 5–12%
- Fieber 10,9%
- Strikturen im Bereich des Harnleiters oder am pyeloureteralen Übergang 1,7–4,9%
- Urosepsis 3%
- Verletzung benachbarter Organe (Leber, Milz, Duodenum-/Kolonperforation, Pneumo-/Hydrothorax) 1%
- Wasserintoxikation 0,9%
- Ausbildung einer arteriovenösen Fistel oder eines Aneurysma spurium 0,6%

Anmerkung. Besonders Blutungen sind in der perkutanen Nierenchirurgie beschrieben. Nach Gallucci et al. kam es bei 976 Patienten nach perkutanen Nierenoperationen in 15% zu signifikanten Blutungen, 5,7% benötigten Transfusionen und bei 0,3% mussten Blutungen durch selektive Embolisation beherrscht werden.

3.2 Laparoskopische Eingriffe

R. Oberneder

3.2.1 Allgemeines

Laparoskopisches Operieren erfolgt mit dem Ziel minimaler Invasivität. Für den Patienten kann dies eine schonende Alternative zu offenen chirurgischen Interventionen mit Verringerung der Traumatisierung, der Komplikationen und nicht zuletzt der Krankenhausverweildauer bedeuten.

Die Ursprünge laparoskopischer Eingriffe finden sich in der Gynäkologie [111]. Aber auch in der Urologie wurde die Laparoskopie bereits sehr frühzeitig bei der endoskopischen Lasertherapie von Harnblasenkarzinomen mit dem Ziel eines Darmschutzes eingesetzt.

Erst in den letzten 5–10 Jahren fand das laparoskopische Operieren jedoch breiten Einzug und Akzeptanz in der Urologie.

Da grundsätzlich eine Aufklärungspflicht besteht, wenn zu der vorgesehenen Methode Alternativen mit vergleichbaren Erfolgsaussichten, aber anderen Risiken existieren, muss bei laparoskopischen Operationen stets über mögliche Vor- und Nachteile aufgeklärt werden (vgl. Kap. 1).

3.2.2 Vor- und Nachteile laparoskopischer urologischer Eingriffe und Indikationsstellung

Laparoskopisch machbar ist mittlerweile die Mehrzahl aller offenen abdominalen urologischen Eingriffe. Es müssen daher der Sinn bzw. die Vor- und Nachteile der laparoskopischen Alternativen kritisch diskutiert und neue Grenzen definiert werden. Da es einen Vergleich im Rahmen prospektiver randomisierter Studien zwischen offenen Operationen und laparoskopischen Eingriffen bislang nicht gibt und in absehbarer Zeit auch nicht geben wird, existieren keine klaren Indikationen für die Laparoskopie als Alternative zu offenen Eingriffen. Der von der minimalen Invasivität verständlicherweise begeisterte Patient sollte daher auch über mögliche Nachteile der Laparoskopie aufgeklärt werden.

Einen Überblick möglicher Vor- und Nachteile der laparoskopischen Eingriffe gibt Tabelle 3.4.

In die Entscheidung für oder gegen ein laparoskopisches Vorgehen müssen neben den in Tabelle 3.4 genannten Vor- und Nachteilen zusätzliche Faktoren wie abdominale Voroperationen, Anatomie und Ernährungszustand des Patienten, spezielle Lagerbarkeit, Operationsrisiken und individuelle Patientenwünsche einbezogen werden.

3.2.3 Überblick über laparoskopische urologische Eingriffe

Folgende urologische Eingriffe können laparoskopisch durchgeführt werden:

Tabelle 3.4. Vor- und Nachteile laparoskopischer Operationen

Vorteile	Nachteile
Geringeres Operationstrauma	Längere Operationdauer
Mehrere kleine Hautschnitte (Geringeres Trauma, geringere Morbidität)	Entnahme größerer Resektate schwierig (Entnahmehautschnitt erhöht Trauma, Morzellation beeinträchtigt Histologie, erhöhtes Risiko einer Tumorzellstreuung in der Tumorchirurgie?)
Exakteres Operieren (optische Vergrößerung)	Reduzierte Radikalität? (schwierigerer Operationssitus)
Geringer Blutverlust	Konversion in offene Operation bei Blutung (Zeitverlust, Blutverlust)
Kürzere postoperative Rekonvaleszenz	Hoher apparativer und Materialaufwand
Kürzere Hospitalisation	Höhere Operationskosten
Erfahrene Laparoskopeure erzielen gute Ergebnisse, Vorteil für den Patienten	Lange Lernkurve bei anspruchsvollen Operationen (Ergebnisse personenbezogen!)
Gute Langzeitergebnisse bei onkologischen Operationen?	Fehlender prospektiver Vergleich laparoskopische/offene Operationen

Onkologische Operationen:
- ▶ Niere, Nebenniere und Harnleiter
  - Radikale Tumornephrektomie
  - Organerhaltende Nierentumorresektionen
  - Adrenalektomie
  - Nephroureterektomie
- ▶ Prostata
  - Radikale Prostatektomie
  - Pelvine Lymphadenektomie
- ▶ Keimzelltumoren
  - Retroperitoneale Lymphadenektomie

Ablative Operationen:
- Einfache Nephrektomie
- Adrenalektomie
- Nierenzystenresektion
- Lymphozelenfensterung
- Bauchhodenresektion
- Varikozelenoperation

Rekonstruktive Operationen:
- Pyeloplastik
- Nephropexie
- Ureterolyse
- Blasenhalssuspension

Explorative/Protektive Operationen:
- Hodensuche
- Gezielte Resektion suspekter Lymphknoten
- Pelviskopische Assistenz bei Lasereingriffen an der Harnblase

3.2.4 Aufklärung vor laparoskopischen Eingriffen

Für alle im vorangegangenen Abschnitt genannten laparoskopischen urologischen Eingriffe muss grundsätzlich wie für die entsprechende offene Operation aufgeklärt werden, da die Risiken vergleichbar sind und theoretisch jede Laparoskopie in einer offenen Operation enden kann (vgl. Abschn. 3.3). Der Patient muss darüber hinaus über spezielle Risiken der Laparoskopie informiert werden (s. unten).

Bei allen laparoskopischen urologischen Eingriffen:
- Verletzungen von Darm und Blutgefäßen
- Gasembolie
- Umstellung auf offene Operation
  - wegen Blutung
  - aus technischen Gründen
  - aufgrund intraoperativ erhobener Befunde
- Ggf. Risiken resultierend aus längerer Operationsdauer (Lagerungsschäden)
- Ggf. Risiken resultierend aus unterschiedlicher Anastomosentechnik

▶ Narbenhernien, Infektionen, Zweiteingriffe, wenn Art oder Wahrscheinlichkeit abweichen von den Risiken der entsprechenden offenen Operation

Zusätzlich bei onkologischen Eingriffen:
▶ Vergleichbare Radikalität nicht gesichert
▶ Höheres Risiko einer lokalen und systemischen Tumorzellstreuung theoretisch denkbar
▶ Ggf. Risiko der Tumorzellstreuung oder Fehlbestimmung des Tumorstadiums im Zusammenhang mit der Gewebeentnahme (histopathologische Begutachtung eingeschränkt bei Morzellation)

3.2.5 Besonderheiten einzelner laparoskopischer urologischer Eingriffe

Im einzelnen muss der Patient für die verschiedenen laparoskopischen Operationen in Ergänzung zu den Inhalten des Aufklärungsgesprächs der jeweiligen offenen Operation (vgl. Abschn. 3.3) und den in Abschn. 3.2.4 aufgeführten allgemeinen Punkten über Folgendes aufgeklärt werden.

Onkologische Eingriffe

▶ Niere, Nebenniere und Harnleiter:
  • Radikale Tumornephrektomie:
    Gewebeentnahme über zusätzlichen Hautschnitt oder Gewebezerkleinerung (Morzellation) intraabdominell mit möglichen Einschränkungen der histopathologischen Beurteilbarkeit
  • Zusätzliche Komplikationen:
    Bei Morzellation intraabdominal Beschädigung des Beutels und Tumorzellaussaat möglich, Portmetastasen
  • Adrenalektomie:
    Vgl. Abschn. 3.3.6.
  • Nephroureterektomie:
    Gewebeentnahme über zusätzlichen Hautschnitt oder Gewebezerkleinerung (Morzellation) intraabdominell mit möglichen

Einschränkungen der histopathologischen Beurteilbarkeit möglich
- Zusätzliche Komplikationen:
  Bei intraabdomineller Morzellation Beschädigung des Beutels und Tumorzellaussaat.

▶ Prostata:
- Radikale Prostatektomie:
  Die laparoskopische radikale Prostatektomie wurde erstmals 1998 von Guillonneau beschrieben [51]. Seither wird diese Operation an einer zunehmenden Zahl von Zentren durchgeführt. Langzeitergebnisse, die diese neue Alternative mit der radikalen Prostatektomie vergleichbar machen könnten, stehen noch nicht zur Verfügung. Der Potenzerhalt durch Schonung des neurovaskulären Bündels ist noch nicht gleichwertig gelöst. Hinsichtlich positiver Absetzungsränder und der postoperativen Harnkontinenz lässt sich noch kein klares Urteil fällen. Es handelt sich daher noch nicht um eine allgemeine Alternative zur retropubischen oder perinealen Prostatektomie. Die Aufklärung sollte dieser Tatsache Rechnung tragen. Ansonsten kann entsprechend den Empfehlungen für die offene Operation und den allgemeinen Empfehlungen aufgeklärt werden (vgl. Abschn. 3.3.3).
- Pelvine Lymphadenektomie: Vgl. Abschn. 3.3.6.

▶ Keimzelltumoren:
- Retroperitoneale Lymphadenektomie:
  Nur wenige Zentren führen diesen Eingriff laparoskopisch durch [44, 66, 67, 68, 136]. Der zeitliche Aufwand ist vergleichsweise hoch und die Lernkurve der Operateure ist lang. In entsprechenden Zentren scheinen die laparoskopischen Ergebnisse vergleichbar mit denen der offenen Lymphadenektomie zu sein. Die Aufklärung ist analog zum offenen Eingriff (vgl. Abschn. 3.3.6).

Ablative Operationen

Für die ablativen Operationen wie einfache Nephrektomie, Adrenalektomie, Nierenzystenresektion, Lymphozelenfensterung, Bauchhodenresektion und Varikozelenoperation kann analog zu den offenen Eingriffen aufgeklärt werden (vgl. Abschn. 3.3).

Rekonstruktive Operationen

Für die laparoskopische Nephropexie und die Ureterolyse kann sich das Aufklärungsgespräch an dem für die entsprechenden offenen Eingriffe orientieren (vgl. Abschn. 3.3). Pyeloplastiken und Blasenhalssuspensionen müssen anhand der Langzeitergebnisse mit den offenen Eingriffen verglichen werden. Die Gleichwertigkeit ist noch nicht gesichert. Hierauf sollte im Aufklärungsgespräch hingewiesen werden.

Explorative/protektive Operationen

Für explorative und protektive Operationen wie Varikozelenoperationen, Hodensuche, gezielte Resektion suspekter Lymphknoten und pelviskopische Assistenz von Lasereingriffen an der Harnblase kann sich das Aufklärungsgespräch an dem für die entsprechenden offenen Eingriffe orientieren (vgl. Abschn. 3.3).

3.2.6 Zusammenfassung

Grundsätzlich hat die Aufklärung über laparoskopische Eingriffe mit besonderer Genauigkeit zu erfolgen, denn es handelt sich um einen operativen Bereich, in dem im Vergleich zu den offenen Eingriffen häufig noch keine standardisierten Vorgehensweisen oder klare Indikationen definiert wurden. Bei der Indikationsstellung kann die Abgrenzung zu offenen Eingriffen daher schwierig sein. Die Patientenaufklärung muss die allgemeinen Hinweise zu Risiken laparoskopischer Eingriffe, die zu den entsprechenden offenen Eingriffen (mit Hinweis auf eine möglicherweise notwendig werdende Umstellung der Operation) und den Risiko-Nutzen-Vergleich zwischen offener Operation und Laparoskopie umfassen. Es handelt sich bei der urologischen Laparoskopie um einen neuen operativen Bereich, dessen Entwicklung noch lange nicht abgeschlossen ist. Aus diesem Grunde sind längerfristig gültige Empfehlungen für die Aufklärung für die meisten laparoskopischen Operationen nicht möglich und eine regelmäßige Neuorientierung ist unerlässlich.

3.3 Offene Eingriffe

M. Siebels

3.3.1 Eingriffe an Penis und Harnröhre

Meatotomie und Zirkumzision

Komplikationen
- Geringe Nachblutungen 0,1–35%
- Meatusstenose 8–20%
- Infektionen bis zu 10%
- Harnröhrenverletzungen, Fistelbildung <1%
- Hautschäden/Diathermieschäden <0,5%

Beschrieben sind weiterhin Reoperationen bei Rezidiven infolge von Narbenbildungen, außerdem Missempfinden im Bereich der Glans bzw. Impotenz (z. B. nach Lidocaininjektionen in die Corpora cavernosa) und psychologische Komplikationen (z. B. Kastrationsängste). Es gibt einzelne Beschreibungen von schweren Infektionen wie z. B. Sepsis, Ulzera, nekrotisierender Fasziitis oder Gangrän. In Einzelfällen ist die totale Penisablation möglich [41], oft auch aufgrund der Nutzung von monopolarer Diathermie (kontraindiziert!).

Anmerkung. In einer großen Studie von Gee et al. wurden bei 13 000 Zirkumzisionen keine Konserven gebraucht.

Häufigster Grund für eine Harnröhrenverletzung/Fistelbildung ist eine schlecht platzierte Blutstillungs-Naht im Bereich des Frenulums, welche in Strangulation und Nekrose der Urethrawand resultieren kann.

Eine Kohabitationspause von mindestens 2 Wochen sollte empfohlen werden.

Penis(teil)amputation

Komplikationen
- Blutungen (häufig) teilweise transfusionspflichtig
- Urethrastriktur/Meatusstenose (häufig)
- Wundheilungsstörung (seltener)
- schwere psychische Begleiterscheinungen bei diesen teils erheblich verstümmelnden Operationen sind möglich

Mögliche Zusatzeingriffe
- Laserbehandlung (vgl. auch Abschn. 3.1.3). Mögliche Indikation sind Tis, Ta, T1/(T2), N0-, M0-Läsionen, aber auch zur Behandlung von Hämangiomen, Kondylomen, Dysplasien oder des M. Bowen ist der Laser hervorragend geeignet. Vorteile sind eine hohe Effektivität verbunden mit Erhalt der penilen Funktion und guten kosmetischen Resultaten.
- Im Falle von Karzinomen z. B. Nachresektionen, Rezidivoperationen, Lymphadenektomie (inguinal/pelvin), Bestrahlung, Chemotherapie

Lasertherapie bei z. B. Condylomata acuminata

Der Laser ist besonders gut geeignet zur Therapie von HPV-assoziierten Hautläsionen, prämalignen Läsionen oder Leukoplakien, Peniskarzinomen (s. oben) und Mollusca contagiosa. Mit Hilfe der photodynamischen Diagnostik und dem Essigsäuretest können z. B. HPV-assoziierte Läsionen von gesundem Gewebe abgegrenzt werden (vgl. Abschn. 2.3.2). Die Vorteile des Lasers gegenüber konventionellen Behandlungen sind deutlich:

- gutes kosmetisches Resultat
- niedrige Rezidivrate
- Schonung der Umgebung bei exophytisch wachsenden Läsionen
- Einsatz auch in der Nähe von vulnerablen Strukturen (Urethra, Vagina, Rektum)
- Reduktion von postoperativen Schmerzen und Blutungen

Divertikulektomie bei weiblichem Harnröhrendivertikel

Einen Überblick über die Komplikationen dieses Eingriffs gibt Tabelle 3.5.

Tabelle 3.5. Komplikationen bei Divertikulektomie (weibliche Urethra)

	Leach et al. 1998 [76], 14 Studien seit 1956	Ganabathi et al. 1994 [40]
Patienten (*n*)	872	63
Harnwegsinfekte [%]	0–31	9,5
Rezidiv [%]	1–29	3,1
Stressinkontinenz [%]	1,7–16	s. unten
urethrovaginale Fistel [%]	0,9–8,3	1,6
Urethrastriktur [%]	0–5,2	0

Bei Ganabathi et al. waren insgesamt 85% der Frauen postoperativ beschwerdefrei. Bei 6 Frauen (22%) die mit Divertikulektomie plus Blasenhalssuspension behandelt wurden und in 3 Fällen (10%) mit alleiniger Divertikulektomie wurde eine minimale Stressinkontinenz (2 Vorlagen/Tag) beobachtet.

Korrektur einer Penisdeviation (nach Nesbit)

Bei der von Reed Nesbit im Jahre 1965 erstmals publizierten Methode sind Blutungen die Hauptkomplikation. In der Regel muss über die Durchführung einer Zirkumzision in gleicher Sitzung mit aufgeklärt werden; evtl. auch über die Anlage einer Blasenpunktionsfistel.

Komplikationen
- Hämatom 25%
- Geringe Peniskürzung 20%
- Rezidive 18%
- Wundinfektion 7%
- Nahteinriss 2%

CAVE: Kohabitationspause von mindestens 4 Wochen

- Überkorrektur <2%
- Läsion des Gefäßnervenstranges <2% (bei ventraler Deviation)
- Nekrose der Penisschafthaut (nur Einzelfallberichte)

Anmerkung. Im Falle der Peyronie'schen Krankheit können im Anschluss an eine Operation nach Nesbit bis zu 11% Rezidive auftreten [34].

Revaskularisierung des Penis (bei erektiler Impotenz)

Es gibt eine große Anzahl operativer Methoden; bekannte Verfahren sind z.B. die nach Hauri, Virag oder Crespo. Der Langzeiterfolg ist umstritten und liegt je nach Studie zwischen 30–80%. Darauf sollte in der Aufklärung hingewiesen werden.

Komplikationen
- Hyperämie der Glans:
  - bei arteriovenösen Shunts 10–20%
  - bei arterioarteriellen Shunts 2–3%
- Teilnekrosen und Sensibilitätsstörungen der Glans <1%

Anmerkung. Nach Sohn et al. kam es bei immerhin 2 von 9 Patienten (20%, Operation nach Virag) zu einer revisionspflichtigen Nachblutung.

3.3.2 Eingriffe an Hoden und Nebenhoden

Hydrozelenoperation

Komplikationen
Komplikationen sind meist harmlos und betreffen hauptsächlich Blutungen, teilweise mit Skrotalhämatom, Lymphödem, Schwellung und Wundinfektion. Infektionen von Hoden und Nebenhoden bis hin zur Orchiektomie sowie Sterilität bzw. das Auftreten von Rezidiven gehören zu den Raritäten.

Einen Überblick über die Häufigkeit einiger Komplikationen gibt Tabelle 3.6.

Tabelle 3.6. Komplikationen der Hydrozelenoperation in Abhängigkeit von der Operationsmethode [104]

	Ödem [%]	Hämatom [%]	Wundinfekt [%]	Abszess [%]
radikal	76	20	8	0
nach Winkelmann	91	22	14	0–4,5
nach Lord/Wilkinson	10–20	0–10	0–5	0

Die Azoospermie als Komplikation nach Hydrozelenoperation wird nur in sehr seltenen Fällen beschrieben [106].

Spermatozelenabtragung

Spermatozelen treten mit zunehmendem Alter auf und verursachen in der Regel keine Beschwerden. Die Indikation zur Operation ist nur bei Schmerzen oder besonders großen Zelen gegeben.

Komplikationen
Vgl. Hydrozelenoperation

Anmerkung. Die Resektion der Spermatozele kann in manchen Fällen zu einer Obstruktion des Ductus epididymidis führen.

Inguinale Semikastration

Grundsätzlich sollte die Möglichkeit einer präoperativen Samenspende besprochen werden. Allerdings besitzen vor Orchiektomie ca. 50%, dagegen nach Orchiektomie nur 25% der Patienten eine eingeschränkte Samenqualität [31].

Komplikationen
- Blutungen
- Retroperitoneale Hämatome
- Infektionen der Wunde
- Serome
- Verletzungen des N. ilioinguinalis

Mögliche Zusatzeingriffe
Bei Malignomen sind z. B. sekundäre Lymphadenektomie, Chemotherapie oder Bestrahlung möglich.

Anmerkung. Nach Moul et al. werden bei 1,7% der Patienten ($n=237$) nach inguinaler Semikastration retroperitoneale bzw. skrotale Hämatome beschrieben. Als Spätkomplikation kommt es bei Moul et al. bei immerhin 2,1% nach mehr als 1 Jahr zum Auftreten eines Hypogonadismus mit erektiler Dysfunktion. Es ist jedoch zu bemerken, dass diese Patienten älter (im Mittel 41 Jahre) und bereits mit Chemo- bzw. Radiotherapie behandelt worden waren. Bei der möglichen Entfernung beider Hoden muss über eine lebenslange Substitution männlicher Geschlechtshormone aufgeklärt werden. Prinzipiell besteht die Möglichkeit, in gleicher Sitzung eine Hodenprothese einzusetzen. Der Patient sollte jedoch in diesem Fall über ein erhöhtes Infektionsrisiko informiert werden (besser: zweizeitiges Vorgehen).

Epididymektomie

Komplikationen
- Hodenatrophie durch Verletzung der Hodengefäße
- Nachblutung, Wundinfektion, Skrotalabszess <2%
- Weitere Komplikationen vgl. Hydrozelenoperation

Anmerkung. Genaue Prüfung der Indikation. Im Rahmen der Indikationsstellung ist nach einer Studie von Padmore et al. der Anteil der beschwerdefreien Patienten in der Gruppe mit epididymaler Zyste deutlich höher als in der mit Epididymitis/Epididymalgia (76% vs. 24%). Aufgrund persistierender Beschwerden benötigen bis zu 90% im weiteren Verlauf eine ipsilaterale Orchiektomie.

Vasektomie

Bei dem Eingriff werden aus dem rechten und linken Samenleiter Teilstücke entfernt. Die dadurch entstehenden Samenleiterenden werden so umgebogen und durch Naht verschlossen, dass der Samentransport für immer unterbrochen bleibt. Als anlagebedingte, außerordentlich seltene Fehlbildung können neben den zwei normalen Samenleitern zusätzliche vorhanden sein, die der Operateur bei seinem Eingriff nicht entdeckt; der Samentransport und die Zeugungsfähigkeit bleiben dann erhalten.

Die herausgenommenen Samenleiterstücke werden seitengetrennt untersucht. Erst nach Bestätigung des feingeweblichen Befundes kann mit Sicherheit gesagt werden, dass es sich bei dem entfernten Gewebe um Samenleiterstücke handelt. Durch diese Operation wird der Mann in der Regel auf Lebenszeit unfruchtbar. Der Erfolg der Operation ist erst dann eingetreten, wenn in der Samenflüssigkeit keine Samenzellen mehr nachweisbar sind. Um das festzustellen, sind (nach ca. 30–40 Samenergüssen) frühestens 8–12 Wochen nach dem Eingriff mindestens dreimalige Samenuntersuchungen erforderlich. Erst nach dadurch festgestellter Zeugungsunfähigkeit kann eine Kohabitation ohne Schutz- und Verhütungsmittel empfohlen werden.

Komplikationen
- Hämatom 0–25%
- Wundinfektion 0–12%
- Epididymitis 0–6%
- Samengranulom
  - asymptomatisch bis 30%
  - schmerzhaft 0,5%
- „Post-Vasektomie-Schmerzsyndrom" bis 33%, i.d.R. nur Missempfindungen
- Hodenabszess 0–5%
- Psychische Veränderungen (selten Gefühl der mangelnden Vollwertigkeit, dadurch nachlassende sexuelle Potenz)

Anmerkung. In der Einwilligung sollte auch aufgeführt sein, dass der Wunsch der Sterilisation auf der Tatsache der bereits gemeinsam gezeugten (Anzahl?) Kinder beruht, dass der Ehefrau keine weiteren Schwangerschaften zuzumuten sind und dass eine andere Möglichkeit der Geburtenkontrolle nicht in Frage kommt. Auch unvorhergesehene Änderungen der persönlichen Verhältnisse (wie Todesfälle, Ehescheidung, Wiederverheiratung, Wohnsitzwechsel etc.) sollten in die Überlegung einbezogen werden. Es sollte die unwiderrufliche

Einwilligung gegeben werden. In der Verzichtserklärung sollte vermerkt werden, dass die Ehepartner über die seltene (0,2–6%), aber dennoch letztlich nicht auszuschließende natürliche Wiedervereinigung der vom Arzt kunstgerecht getrennten Samenleiter und damit über die Möglichkeit einer Schwangerschaft der Ehefrau und der Geburt eines Kindes in jedem Fall der Sterilisation vollständig aufgeklärt worden sind. Es sollte unwiderruflich der Verzicht auf Schadensersatzansprüche jeglicher Art (Schmerzensgeld, Verdienstausfall und vor allem Unterhaltzahlungen usw.) auch im Namen des gezeugten Kindes gegenüber dem Arzt im Falle einer ungewollten Schwangerschaft und einer Geburt eines Kindes trotz durchgeführter Sterilisation erklärt werden. Dieser Verzicht gilt nicht bei vorsätzlichem oder grob fahrlässigem Verhalten des Arztes. Es werden die Unterschriften beider Ehepartner bei der Aufklärung empfohlen. In einigen Studien wurde eine erhöhte Inzidenz von Prostatakarzinomen (PCa) bei vasektomierten Patienten nach 20 Jahren bemerkt. Allerdings konnte dies in weiteren Studien nicht belegt werden [110]. Die wahrscheinlichste Erklärung dafür ist wohl ein Entdeckungsbias: vasektomierte Männer gehen häufiger zum Urologen, das PCa wird früher erkannt. Obwohl Screeninguntersuchungen vasektomierter Patienten nicht erforderlich erscheinen [57], wird eine Aufklärung der Patienten darüber empfohlen. Die American Urological Association (AUA) empfiehlt eine jährliche digitale Untersuchung und PSA-Kontrolle bei Männern über 40 Jahre zum Zeitpunkt der Vasektomie bzw. wenn seit der Vasektomie mehr als 20 Jahre vergangen sind.

Vasovasostomie

Die Erfolgsrate ist abhängig von der Dauer der bestehenden Vasektomie. So gibt es nach einem Intervall von weniger als 3 Jahren positive Schwangerschaftsraten bis zu 76%. Danach nimmt die Rate deutlich ab [8].

Komplikationen
Vgl. Vasektomie

Anmerkung. Folgende vorherigen Labortests zur Prognoseabschätzung werden empfohlen: Samenanalyse (in 10% finden sich vollständige Spermien noch 10 Jahre nach Vasektomie, dies erhöht die Prognose der Refertilisierung [77]), Serum-Samenantikörper-Analyse (Nachweis von Antikörpern bedeutet Vorliegen aktiver Spermatogenese), Serum-FSH (erhöhtes FSH bedeutet eingeschränkte Spermatogenese und schlechtere Prognose). Autoantikörperbildung kann zu einer Unbeweglichkeit der Samenfäden führen oder eine Verklumpung bedingen, was eine spätere Refertilisierung auch bei gelungener Operation verhindert. Aufklärung über MESA (= microscopic epididymal sperm aspiration)/TESE (= testikuläre Spermatozoenextraktion) und Restenosierung des Dc. deferens.

Perkutane Hodenbiopsie (Biopsiepistole)

Komplikationen
- Hämatom 4%
- Verletzung von Nebenhoden und Hoden bis zur Orchiektomie <1%

Skrotale Semikastration, subkapsuläre (plastische) Orchiektomie

Die von Riba (1942) etablierte Technik verbindet die effektive Reduktion der Testosteronspiegel mit niedriger operativer Morbidität.

Komplikationen
- Nachblutungen <2%
- Wundinfektionen <2%
- Skrotalabszess <2%

Anmerkung. Ein postoperativer Kompressionsverband (z. B. „Schwalbenschwanz") verringert das Nachblutungsrisiko. Die subkapsuläre (plastische) Orchiektomie wird von uns im Rahmen einer endokrinen Therapie bei PCa bei gleichen Ergebnissen aufgrund des fehlenden „scrotum triste" bevorzugt. Bei beidseitiger Orchiektomie sollte präoperativ die Möglichkeit einer Hodenprothese angesprochen werden. Auf das dadurch bedingte erhöhte Infektionsrisiko sollte hingewiesen werden (besser: zweizeitiges Vorgehen).

Selbstverständlich ist wie bei der medikamentösen antiandrogenen Therapie über die hormonellen Nebenwirkungen wie Libido- und Potenzverlust, Hitzewallungen, Osteoporose, Müdigkeit, Muskelverlust, Anämie und Gewichtsverlust zu informieren.

Varikozelenoperationen

Eine Übersicht über die Häufigkeit einiger Komplikationen bei Varikozelenoperationen in Abhängigkeit von der Operationsmethode ist in Tabelle 3.7 zusammengestellt.

Komplikationen bei retrograder Sklerosierung
- passagere Flankenschmerzen 29%
- Thrombophlebitiden des Plexus pampiniformis 4%
- Gefäßperforation 4%
- Kontrastmittelreaktionen 3,5%
- Persistenz 3,3% (in bis zu 20% der Fälle ist eine retrograde Sklerosierung nicht möglich)

Anmerkung. In jedem Fall ist eine Röntgenuntersuchung notwendig, über die dabei entstehende Strahlenbelastung muss aufgeklärt werden.

Komplikationen bei antegrader Sklerosierung [124]
- Persistenz nach 1 Jahr bis 9%
- Skrotalhämatom 2,2%
- Hodenatrophie 0,6%
- Epididymitis 0,3%
- Erythem der linken Flanke 0,3%

Anmerkung. Langzeituntersuchungen fehlen, die Bedeutung von Abgang des sklerosierenden Mittels in die V. renalis oder V. cava ist unbekannt. Begleitverletzungen (Ductus deferens, A. testicularis), Unverträglichkeiten des Kontrast- oder des Verödungsmittels und Hodenverlust durch hämorrhagische Infarzierung nur als Fallbeschreibung [48].

Komplikationen bei laparoskopischer Operation

Nach Donovan et al. sind bisher in kleinen Patientenkollektiven bei der laparoskopischen Ligatur der V. spermatica keine Komplikationen beschrieben. Es besteht die Gefahr der Verletzung der A. spermatica und von Lymphgefäßen, weiterhin sind Darmverletzungen, Luftembolien, Peritonitiden, Gefäß- und Nervenverletzungen möglich.

Nach Iselin et al. kam es bei 100 Patienten nur zu geringen Komplikationen wie Wundinfektion und abdominalen Schmerzen (4%), Schulterschmerzen und Verletzung der Genitofemoralnerven (2%), Bauchwandhämatom und Fieber (1%).

Weitere Komplikationen vgl. Abschn. 3.2.

Komplikationen bei offener Operation
(z. B. nach Bernardi und Palomo, nach Ivanissevich) (vgl. Tabelle 3.7)

- Hydrozele bis 40%
- Blutungen, Infektionen, Hodennekrosen (alle selten)
- Verletzungen von Peritoneum oder Darm <1%

Anmerkung. Die etablierten operativen Verfahren beruhen auf einer Ligatur bzw. Resektion der V. spermatica in unterschiedlicher Höhe ihres Verlaufs. Persistenzquoten liegen zwischen 0–25% (vgl. Tabelle 3.7).

In einer Studie von Szabo et al. lag die Inzidenz einer Hydrozele bei 7%. In der Regel sind die Hydrozelen asymptomatisch, eine operative Revision ist eher die Ausnahme. Das Auftreten von Thrombosen im Krampfadergeflecht ist möglich. Die Inzidenz einer Hoden-

Tabelle 3.7. Komplikationsrate der Varikozelenoperation in Abhängigkeit von der Operationsmethode

	Maar et al. 1981 [80], Operation nach Bernardi und Palomo [%]	Nadelson et al. 1984 [92], Operation nach Ivanissevich [%]
Hydrozele	35	3,6
Wundinfektion	–	2,2
Epididymitis	–	2,9
Rezidiv	5	–
Hodennekrose	0	–

atrophie bei Verletzung der A. spermatica ist unbekannt. Bei beidseitiger Operation kann es jedoch zur Azoospermie kommen [138]. Nach Kass et al. persistiert die Varikozele in 11–16% je nach Technik.

Hodenfreilegung und Orchidopexie (mit Orchidofunikulolyse)

Komplikationen

- Hämatom <1%
- Wundinfektion <1%
- Skrotalödem <1%
- Selten Lymphödem, Schwellung, Infektion von Hoden und Nebenhoden, Sterilität, Hodenatrophie und -torsion
- Orchiektomie

Anmerkung. Durch den ambulanten Eingriff ergibt sich keine erhöhte Komplikationsrate; Einzelfälle von Hodenatrophie, Orchiektomie, Sterilität sind beschrieben.

3.3.3 Prostataeingriffe

Radikale Prostatovesikulektomie

In der Aufklärung sollte eine eventuelle Änderung der intraoperativen Strategie mit beachtet und der Patient darauf hingewiesen werden: z. B. Verzicht der radikalen Operation und ggf. plastische Orchiektomie bei Befall der Lymphknoten (intraoperativer Schnellschnitt) und/oder Ausdehnung in Nachbarorgane (>pT3). Hinweise zur autologen Bluttransfusion sollten beachtet werden (vgl. Kap. 5).

Komplikationen

Komplikationen nach radikaler Prostatovesikulektomie sind zusammengestellt in den Tabellen 3.8 bis 3.11.

Anmerkung. Etwa 75% der in Studien angegebenen Patienten haben einen Blutverlust von <1000 ml. Diese Daten und eine strengere Indikationsstellung bei Transfusionen hat zu einer Reduktion des Ge-

Tabelle 3.8. Komplikationen in der Frühphase nach radikaler Prostatovesikulektomie (I)

	Igel et al. 1987 [64] [%]	Zincke et al. 1994 [139] [%]	Hammerer et al. 1995 [52] [%]	Davidson et al. 1996 [19] [%]
Patienten (n)	692	3170	320	188
Mortalität	0,6	0,3	0,9	1,5
Transfusion	–	31 (1988–1991) <5 (1991–1994)	27,8 15 (1992–1993)	–
Lymphozele	0,9	–	15,9	7
Prolongierte Lymph- oder Urinlecks	2,7	–	3,8	17
Anastomosenstriktur	3,8	–	7,6	–
Rektumverletzung (nicht vorbestrahlt)	1,3	1	5,3	2,1
Hämatom	1,2	–	5,3	–
Thrombophlebitis/tiefe Venenthrombose	1,2	1,1–1,5	4,7	5
Harnwegsinfekt	–	–	–	4,8
Wundinfekt	1,0	–	2,8	1
Blasen-/Rektumfistel	–	–	2,5	1
Ureterverletzung	0,3	–	1,6	1
Myokardinfarkt	–	0,6	0,3	2
Lungenembolie	–	0,75–3,1	1,6	–
Sepsis	–	–	–	1
Dislozierter Katheter	0,4	–	–	1
Akutes Nierenversagen	–	–	1,3	–
Pneumonie	–	–	0,6	2

Tabelle 3.9. Komplikationen in der Frühphase nach radikaler Prostatovesikulektomie (II), $n=472$

	Dillioglugil et al. 1997 [21] [%]
Intraoperativ	
Rektumverletzung	2,1
Verletzung von Iliakalgefäßen	1,1
Verletzung des N. Obturatorius	0,2
früh postoperativ	
Zerebrovaskulär	0,2
kardiovaskulär	0,8
Arrhythmie	0,6
Myokardischämie/Angina pectoris	0,6
schwere Hypotonie, Myokardinfarkt	0,4
Herzinsuffizienz	0,4
Pulmonal	
Pneumonie	0,8
ARDS	0,6
Aspiration	0,2
Pleuraerguss	0,2
thromboembolisch	
Thrombophlebitis/tiefe Beinvenenthrombose	1,3
Lungenembolie	1,1
Gastrointestinal	
Ileus/Dünndarmobstruktion	1,7
Ulkus	0,8
Blutung	0,4
infektiös	
Sepsis	0,6
Wundinfekt	0,2
renal	
akutes Nierenversagen	0,4
Hydronephrose	0,2
andere	
Lymphozele	1,1
Ödeme	0,8
Katheterdislokation	0,2

Tabelle 3.10. Komplikationen in der Spätphase nach radikaler Prostatovesikulektomie

	Hammerer et al. 1995 [52], Hautmann et al. 1994 [55], Geary et al. 1995 [42] [%]
Anastomosenstriktur	0,5–9
Anastomoseninsuffizienz mit Extravasation	1,2–4
persistierende Lymphozele/Lymphfluss	3,8
Narbenhernie	1,9
Leistenhernie	1,6
persistierende Blasen-/Rektumfistel	1,3
Myokardinfarkt	1,3
Meatusstenose	0,6
Harnleiterstenose	0,3
Inkontinenz bei Entlassung (zweit- bis drittgradig)	bis 50
Inkontinenz 1 Jahr nach Entlassung (drittgradig)	ca. 7,7

Tabelle 3.11. Operative Revisionen nach radikaler Prostatovesikulektomie

	Hammerer et al. 1995 [52] [%]
Hämatomausräumung	3,8
Thrombektomie	1,9
Blasen/Rektumfistelverschluss	1,3
Lymphozelenrevision	0,6
Wundrevision	0,6
temporäre Anlage eines Anus praeter	0,6
Revision der Harnröhren-/Blasenanastomose	0,6
Harnleiterneuimplantation	0,3

brauchs allogener Blutkonserven auf etwa 10% der Patienten geführt, wie auch o.g. Studien zeigen. Es wird daher – außer bei Risikopatienten – keine generelle Empfehlung zur autologen Bluttransfusion gegeben. Ein weiterer Grund ist, dass nur etwa 21% der autologen Bluteinheiten nach radikaler Prostatovesikulektomie transfundiert werden [46].

Die Mehrzahl der Patienten erleidet eine Lungenembolie oder tiefe Beinvenenthrombose nach dem stationären Aufenthalt. Daher ist eine Aufklärung des Patienten hinsichtlich dieses Risikos vor seiner Entlassung besonders wichtig, um eventuelle Verzögerungen bei der Diagnostik zu vermeiden.

Die Morbidität der radikalen Prostatektomie ist nach zuvor durchgeführter TUR-P deutlich erhöht. Elder et al. nennen folgende Zahlen: komplette Inkontinenz 10%, Stressinkontinenz 10%, Urethrastriktur 13%, Beckenabszess 3%, Rektumverletzung 0%, Tod 0%. In anderen Publikationen werden noch höhere Inkontinenzraten bis über 30% genannt.

Vorherige TUR-P, großer Blutverlust oder Urinextravasate können Gründe für eine vermehrte Anastomosen-Strikturbildung sein.

Durch eine Vorbestrahlung kann das Risiko einer Rektumverletzung auf 11% ansteigen.

Die Harninkontinenz ist ein weitere schwerwiegende Spätkomplikation. Die meisten Zentren berichten über eine Inkontinenzrate von weniger als 10% [14, 26, 140]. Der Grad der Inkontinenz wird in vielen Studien jedoch unterschiedlich definiert. Eine Befragung von „Medicare"-Patienten ergab, dass immerhin 30% der Patienten nach radikaler Prostatektomie eine „gewisse" Inkontinenz hatten [32]. Das Risiko einer Inkontinenz ist außer von der operativen Technik bzw. vom Operateur auch von anderen Faktoren abhängig: Tumorstadium > T1a–T1b, Alter > 65 Jahre, postoperative Harnröhren- oder Anastomosenstriktur, Vorbestrahlung, präoperative TUR-P. Die Kontinenzrate ist aber auch zeitabhängig, nach einem Jahr sind über 90% der Patienten kontinent.

Bei über 90% der Patienten besteht eine erektile Dysfunktion. Die potenzschonende radikale Operation wird nur in frühen Tumorstadien (d.h. < G3, prä- und intraoperativ nicht palpabler Tumor auf der zu schonenden Seite, keine positive Apexbiopsie) mit nur einseitig positiver Biopsie empfohlen. Die Erhaltung der Potenz wird möglicherweise mit einer eingeschränkten Sicherheit erkauft [102], die Aufklärung über eine erhöhte Rezidivgefahr ist notwendig. Die Potenzerhaltung ist abhängig vom Alter, Tumorstadium, Erhalt der neurovaskulären Bündel. Nach Quinlan et al. sind 90% der <50-jährigen Patienten, aber nur 22% der >70-jährigen Patienten bei Erhalt eines oder beider neurovaskulärer Bündel potent. Walsh et al. [130] berichten über 80% Potenzerhaltung nach 1 Jahr bei Patienten zwischen 50 und 60 Jahren. Wichtig ist in diesem Zusammenhang die Dokumentation der präoperativen Potenz (gezielte Anamnese).

Beim perinealen Zugang gibt es einige Besonderheiten: Bei Durchführung der perinealen radikalen Prostatektomie sind die Kontinenz- (95%) und Potenzraten (70%) nach 1 Jahr deutlich höher, Morbidität (Anastomosenstriktur, tiefe Beinvenenthrombose jeweils in 1%) und Mortalität (0%) sind niedriger [133]. Dagegen erscheint das Risiko einer Rektumverletzung (i.d.R während der Präparation des M. rectourethralis) bei dieser Operationstechnik mit 5–11% deutlich erhöht [75]. Bei prompter Erkennung und chirurgischer Versorgung führt diese Komplikation jedoch nicht zu weiterer Morbidität.

Bei der perinealen Prostatektomie kann es aufgrund der extremen Lagerung und der langen Dauer der Operation in seltenen Fällen zu einem Kompartmentsyndrom, zu Rhabdomyolyse und akutem Nierenversagen kommen [10].

Adenomenukleation (supra-, retropubisch, perineal)

Im Rahmen des Aufklärungsgespräches sollten ggf. alternative Behandlungsmöglichkeiten (TUMT, ILK, TUR-P etc.) angesprochen bzw. ausgeschlossen werden (vgl. Abschn. 3.1). Es sollte auch berücksichtigt werden, dass die betroffenen Patienten aufgrund des meist fortgeschrittenen Alters häufig komorbide sind. Die retrograde Ejakulation findet sich postoperativ bis zu 100%.

Komplikationen
Eine Zusammenstellung der Komplikationen nach Adenomenukleation findet sich in Tabelle 3.12.

Tabelle 3.12. Komplikationen nach Adenomenukleation

	Condie et al. 1999 [18] [%]
früh postoperativ	
Wundinfektion	2
Fieber, Ileus	1,5
Vesikokutane Fistel	1
Bluttransfusion	0,5
Pneumonie	0,5
spät postoperativ	
Epididymo-Orchitis	4
Blasenhalsstriktur	1
Bluttransfusion	0,5
Inkontinenz	0,5
Mortalität	1

Mögliche Zusatzeingriffe
► Blasenpunktionsfistel
► Blasensteinentfernung
► Harnleiterschienung
► Blasendivertikelresektion

Anmerkung. Weitere seltene Komplikationen sind Algurie, Dysurie, Harnröhrenstriktur, Restharn (hypotone Blase, Nebenadenome?), Ostienverletzung mit konsekutiver Nierenstauung (Nephrostoma!). Bei perinealem Zugang besteht zusätzlich das Risiko der Rektumverletzung und die Impotenz- und Inkontinenzrate ist höher als bei anderen Zugängen.

3.3.4 Harnblaseneingriffe

Blasenteilresektion

Komplikationen
Eine Übersicht über die Häufigkeit postoperativer Komplikationen gibt Tabelle 3.13.

Tabelle 3.13. Komplikationen nach Blasenteilresektion

	Evans et al. 1975 [29] [%]	Novick et al. 1976 [96] [%]
Patienten (*n*)	57	50
vesikoureteraler Reflux	5,2	–
Fistel	5,2	6
Wundinfektion	3,5	2
Epididymitis	3,5	–
Sepsis	1,7	–
Hepatitis	1,7	–
Harnleiterverschluss	0	2

Mögliche Zusatzeingriffe
- Harnleiterneueinpflanzung
- Harnleiterschienung
- Blasenaugmentation (Darmresektion)
- Adenomenukleation

Divertikulotomie

Komplikationen
Vgl. Blasenteilresektion, Adenomenukleation

CAVE: Harnleiterverletzung (Harnleiterschienung)

Radikale Zystektomie und Ileumneoblase

Die Operationsletalität hat sich seit 1960 von 22% [12] auf 3–5% in neueren Studien deutlich reduziert. Andere Möglichkeiten der Harnableitungsoperationen bzw. des Blasenersatzes sollten im Vorfeld der Operation besprochen werden, ebenfalls konservative Alternativen (Radiatio, Chemotherapie).

Komplikationen nach radikaler Zystektomie

Nach Ackermann et al. wurden in der Literatur folgende Frühkomplikationen nach radikaler Zystektomie ($n = 854$) beschrieben.

- ▶ Wundheilungsstörungen 10,6–50%
- ▶ Pneumonie, Atelektase 0,8–17,8%
- ▶ Phlebitis, Thromboembolie, Septikämie 1,7–9,1%
- ▶ Kardio-/zerebrovaskulär 1,1–4,7%
- ▶ Nieren-/Leberfunktionsstörungen 1,1–4,3%

Anmerkung. Impotenz- und Infertilitätsraten werden mit bis zu 100% angegeben, es gibt Ausnahmen z. B. bei Schonung des neurovaskulären Bündels. Die Kontinenzraten liegen in der Regel bei 80%, wobei eine geringe nächtliche Inkontinenz häufig der Fall ist. Über die Möglichkeit einer Änderung der intraoperativen Strategie (ggf. Unmöglichkeit einer Ersatzblasen-Bildung, Abbruch der Operation im weit fortgeschrittenen Tumorstadium) sollte der Patient vor Beginn der Operation informiert werden. Diarrhö wird in 10–20% beschrieben, selten (bis 10%) kann es nach Jahren zu einem Vitamin-B12-Mangel kommen.

Komplikationen nach Ileumneoblasenoperation

Komplikationen nach Ileumneoblasenoperation sind in Tabelle 3.14 zusammengestellt.

Tabelle 3.14. Komplikationen nach Ileumneoblasenoperation

	Hautmann et al. 1999 [56] [%]	Wenderoth et al. 1990 [134] [%]
Patienten (n)	363	113
früh postoperativ		
Mortalität	3,8	0
Insuffizienz der ileoureteralen/ileourethralen Anastomose	7,7	9,3
Darmatonie	7,1	12,5
akute Pyelonephritis	7,4	–
Pneumonie	4,6	–
Ileus	3,5	4,6
symptomatische Obstruktion der ileoureteralen Anastomose	3	4,6
kardiale Arrhythmie	3,8	–
symptomatische Lymphozele	3,5	3,7
tiefe Beinvenenthrombose	3	4,6 (inkl. Embolien)
Wundinfektion	5,8 (2,8 offene Revision)	1,8
Sepsis (Abdomen)	2,8	–
Nachblutung	1,9	–
gastrointestinale Blutung	1,6	0,9
Lungenembolie	1,1	s. oben
Spät postoperativ		
Stenose der ileoureteralen Anastomose	9,3 (3,3 offene Revision)	2,8 offene Revision
akute Pyelonephritis	6,3	–
Hernie	3,8 (1,5 Revision)	0,9 Revision
Reflux	3,3	–
Schleimretention	3	4,6
Dünndarmobstruktion	2,7	2,8
Urolithiasis	2,2	–
ileourethrale Striktur	2,2	9,5

Tabelle 3.14 (Fortsetzung)

	Hautmann et al. 1999 [56] [%]	Wenderoth et al. 1990 [134] [%]
schwere metabolische Azidose	1,1	0,9 (mild > 45)
Abszesse	0,9	–
Kurzdarmsyndrom	0,8	–
chronisches Nierenversagen	0,8	–

Radikale Zystektomie und supravesikale Harnableitung

Vgl. Radikale Zystektomie und Ileumneoblase

Komplikationen nach verschiedenen Methoden der supravesikalen Harnableitung
Diese sind in Tabelle 3.15 zusammengestellt.

Blasenaugmentation

Komplikationen sind mit 1–4% selten.

Komplikationen
- Schleimtamponade
- Urinfistel
- Anastomosenstenosen der Ureteren
- Vesikoureteralen Reflux
- Metabolische Azidose
- Diarrhö bis 10%
- Postoperative Darmobstruktion bis 3%

Anmerkung. Selten tritt ein Vitamin-B12-Mangel als Langzeitkomplikation auf.

Operation der Stressinkontinenz (nach Burch, Marshall-Marchetti-Krantz)

Komplikationen [38]
- Restharnbildung 3,0–32%
- Blaseninstabilität 3,4–18%
- Persistierende Inkontinenz 16%
- Urgesyndrom 14%
- Wundheilungsstörung 5,5%
- Harnwegsinfekt 3,9%
- Osteitis pubis 2,5%

Anmerkung. Nach Wiskind et al. [137] benötigen 27% nach ca. 3 Jahren eine operative Korrektur eines Genitalprolapses (Rektozele 22%, Enterozele 11%, Uterusprolaps 13%, Zystozele 2%) nach Kolposuspension nach Burch.

Artifizielle Sphinkterimplantation

Die Erfolgsrate der Implantation eines artifiziellen Sphinkters liegt je nach Studie und verwendeter Prothese bei etwa 80–90%.

Komplikationen [97]
- Sphinkter-bedingt:
  - Stressinkontinenz 8%
  - Cuff-Erosion 4%
  - Infektion 1–3%
  - Cuff-Leck 2%
  - Pumpenerosion 1%
  - Malfunktion 1%
- Andere:
  - Blasenauslassstörung 5%
  - Hernie 1%
  - Wundheilungsstörung 1%
  - Blasenruptur 1%

Anmerkung. Komplikationen treten in der Regel im ersten Jahr auf. Das Auftreten von Späterosionen des Sphinkters (7 Jahre nach Ope-

Tabelle 3.15. Komplikationen nach supravesikaler Harnableitung, mod. nach McDougal [83]

	Ileumconduit [%]	Kolonconduit [%]	Ureterosigmoid-eostomie [%]	Ileum-/Kolon-conduit, Uretero-sigmoideostomie, Frazier et al. 1992 [35], (n=675) [%]
früh postoperativ				
Mortalität	1,8	–	–	2
Wundheilungsstörung	5,5–40,6	2,8–9,2	26,5	5,5
mechanischer Ileus	6,4	6,5	1,7	5,9
Pneumonie	5,5	–	–	1,8
Lungenembolie	3,7	–	–	1,9
Harnfistel	0,3–14,6	1,4–3,0	–	–
akute Pyelonephritis	1,4–11,4	–	–	1,8
Darmfistel	0,3–4,4	4,0–5,7	–	2,4
Harnabflussstörung	0,5–8,3	2,0	–	–
Sepsis	–	–	–	4,9
Abszess Becken	–	–	–	4,7
obere Gastrointestinalblutung	2,8	–	–	–
Rektumverletzung	2,8	–	–	2,2
Thrombophlebitis	1,8	–	–	–
Conduit- oder Stomanekrose	0–0,6	1,5	–	2,8
tiefe Beinvenenthrombose	–	–	–	1,8
Pneumothorax	0,9	–	–	–
hyperchlorämische Azidose	–	–	4,0	–

Tabelle 3.15 (Fortsetzung)

	Ileumconduit [%]	Kolonconduit [%]	Ureterosigmoid-eostomie [%]	Ileum-/Kolon-conduit, Uretero-sigmoideostomie, Frazier et al. 1992 [35], ($n=675$) [%]
spät postoperativ Progrediente				
progrediente Harnstauung	3,1–22,2	9,8–24,6	32,4–44,7	
rezidierende Pyelonephritis	0–22,7	7,1–27,5	19,4–45,9	
Pyelonephritis Urolithiasis	2,6–11,1	4,2–4,1	3,8–13,5	3,9
Stomaprobleme (Stenose, Prolaps, Hernie, Dermatitis)	0–40,7	1,6–22,5	–	2,2–2,8
Urämie	0–3,1	–	2,5–13,4	<0,5
ureteroenterische Striktur	–	–	–	7

ration) ist in Einzelfällen möglich [25]. Technische Defekte sind heutzutage selten (5-Jahres-Funktionsrate bei 90%).

Strittig ist, ob eine Aufklärung über eine eventuelle Antibiotikaprophylaxe im Falle von chirurgischen oder zahnärztlichen Eingriffen, ähnlich der Empfehlung der American Heart Association bei Herzklappenpatienten, sinnvoll ist [114].

Nach Carson et al. kommt es bei Sphinkterprothesen in 0–15% zu Infektionen, bei Penisprothesen in 0,8–9%.

3.3.5 Harnleitereingriffe

Harnleiter-Neueinpflanzung (z. B. bei vesikoureteralem Reflux)

Für die Harnleiter-Neueinpflanzung (z. B. bei vesikoureteralem Reflux) sind in der Literatur die unterschiedlichsten operativen Methoden (z. B. nach Politano-Leadbetter, Paquin, Lich-Gregoir) beschrieben. Die Erfolgsraten sind u. a. abhängig von der jeweiligen Methode, liegen aber grundsätzlich je nach Studie zwischen 90% und 98% (vgl. auch Kap. 4 [61]).

Komplikationen
Einen Überblick über die postoperativen Komplikationen gibt Tabelle 3.16.

Tabelle 3.16. Komplikationen nach Harnleiter-Neueinpflanzung

	Arap et al. 1981 [4], Operation nach Gregoir [%]	Waltke et al. 1982 [131], Operation nach Politano-Leadbetter [%]
Patienten (n)	300	53
Harnwegsinfektion	20	8,4
persistierender Reflux	2,6	3,4
Urinleck	–	3,4
Ureterobstruktion	1	0
vesikokutane Fistel	0,6	–
Mortalität	–	1

Anmerkung. Nach Arap et al. kam es nach bilateraler Rekonstruktion bei 5 Patienten (1,6%) zu Anurie bei begleitender Pyelonephritis. Ursache war ein Ödem der vesikoureteralen Verbindungen. Nach 3-wöchiger Ableitung mittels Nierenfistel kam es zu spontaner Abheilung.

Das Auftreten einer Ureterozele nach Ureterozystoneostomie ist nur in Einzelfällen beschrieben [2].

In den ersten 4–10 Jahren nach der Operation entstehen 20% der insuffizienten Ureterozystoneostomien (regelmäßige Kontrollen!).

Kinder mit Blasendysfunktion und Reflux haben ein erhöhtes Rezidivrisiko nach Refluxoperation [94]. Präoperative Zystoskopie kann helfen, die Trabekulierung der Blase und Abnormalitäten des Ostiums abzuschätzen. Präoperative Urodynamik ist bei Kindern mit nicht erfolgreicher Antirefluxoperation indiziert.

Ureterozystoneostomie ohne/mit Antirefluxplastik (nach Boari, Psoas-Bladder-Hitch)

Komplikationen
- Urinfistel
- Ureterstenose mit konsekutiver Hydronephrose
- vesikorenaler Reflux
- Verlust der Niere
- Urinom 1,8%
- Lungenembolie (Tod) 1,8%
- Infektionen [9]: Harnwege 20%, Wunde 9,2%, Lunge 3,7%, Sepsis 1,8%

Offene Ureterozelenresektion

Komplikationen
- Vesikorenaler Reflux
- Ostiumstenose mit konsekutiver Hydronephrose
- Urinfistel
- Verletzung von Peritoneum und Darm

Anmerkung. Nach Madsen et al. waren 25% refluxiv nach zystoskopischer Inzision, 24% hatten eine Dilatation der Nierenbeckenkelche, 4,7% Pyelonephritis, 6% rezidivierende Zystitiden und 8,8% Hämaturie.

3.3.6 Niereneingriffe

Einfache Nephrektomie, Nephroureterektomie

Komplikationen
Eine Übersicht über Komplikationen nach Nephrektomie gibt Tabelle 3.17.

Mögliche Zusatzeingriffe
- Splenektomie
- Leberteilresektion
- Cholezystektomie

Tabelle 3.17. Komplikationen nach einfacher Nephrektomie, Vergleich zwischen Flankenschnitt und transperitonealem Zugang

	Siebels et al. 2000, transperitonealer Zugang [115], (n=125) [%]	Johnson et al. 1997 [69], Weinstein et al. 1980 [132], Wiesel et al. 1997 [135], Flankenschnitt [%]
Harnwegsinfekte	8,8	bis 11
unklares Fieber	5,6	1,3–3
Bluttransfusion	3,2	2–5
Pneumothorax	0,8	1,5–5
Wundinfekt	0	2,4–3
Wundschmerzen	1,6	–
Pleuraerguss	1,6	–
Lungenödem	1,6	–
Pneumonie	0,8	0,9
Adrenalektomie	0	0,8
Splenektomie	0,8	0,3–1
Lebernachblutung (2. Operation)	0,8	–
transientes akutes Nierenversagen	0,8	–
Narbenbruch (2. Operation)	0,8	–

- Darmresektion
- Pankreasresektion
- Rippenresektion
- Thrombusentfernung

Anmerkung. Im Falle von funktioneller oder anatomischer Einnierigkeit ist eine Aufklärung über die Gefahr der Dialyse erforderlich. Verletzungen von Haut-/Muskelnerven (N. subcostalis, N. iliohypogastricus) sind im Falle des Flankenschnittes möglich. Bei Nephroureterektomie ggf. Harnleiterentfernung über pararektalen Wechselschnitt: Urinom, Urinfistel.

Radikale (transperitoneale) Tumornephrektomie

Vor radikaler Tumornephrektomie, aber auch vor Tumorenukleation oder Heminephrektomie sowie bei funktioneller oder anatomischer Einnierigkeit muss die Aufklärung die Gefahr der postoperativen Dialyse mit einschließen.

Komplikationen
Postoperative Komplikationen sind zusammengestellt in Tabelle 3.18.

Mögliche Zusatzeingriffe
- Perioperative Anlage eines Sheldon-Katheters (drohende Niereninsuffizienz)
- Adrenalektomie (siehe S. 103)
- Darmentfernung: Ileus, Anastomoseninsuffizienz, Stoma, Peritonitis
- Leberresektion: Blutung, Organinsuffizienz
- V. cava Eingriff: Blutung, Prothese oder Resektion, Embolie, Tod, Herzlungenmaschine
- Pankreasentfernung: Pankreatitis, Andauung durch Pankreassekret, Diabetes mellitus
- Splenektomie: geschwächte Immunabwehr (Infektgefahr), einmalige postoperative Impfung gegen Pneumokokken (alte, immunsupprimierte Patienten)
- Appendektomie
- Darmdivertikeloperation
- Biopsien an anderen Organen (Darm, Leber, Ovarien etc.)

Tabelle 3.18. Komplikationen nach radikaler Tumornephrektomie

	Swanson et al. 1983 [122] [%]	Ljungberg et al. 1998 [79] [%]
Patienten (n)	193	89
intraoperativ		
Splenektomie	12,4	2,2
Gefäßverletzung (V. cava, Lumbalvenen, Nebennierenvene etc.)	8,2	2,2
Blutung Tumorgefäße	1,0	–
Magenverletzung	1,0	–
postoperativ		
Hyperbilirubinämie	3,6	–
Pleuraerguss	2,6	–
Ileus	2,6	0
Hernie	2,0	0
obere Gastrointestinalblutung	2,0	1,1
akutes Nierenversagen	1,6	0
Harnwegsinfekt	1,6	–
Harnstauungsniere	1,0	0
akuter Myokardinfarkt, Sepsis, respiratorische Insuffizienz, tiefe Beinvenenthrombose, Wundinfektion	<0,5	5,6
Mortalität	2,1	1,1

Anmerkung. Durchtrennen sympathischer Nervengeflechte und Gefahr der retrograden Ejakulation nach regionaler LAE (vgl. Komplikationen der LAE). In 4–10% der Fälle ist ein Tumorthrombus in der V. cava nachweisbar. Die Operationsmortalität bei diesen Patienten kann bis zu 50% betragen (Stadium IV nach Stähler). Komplikationen sind in der Regel thromboembolisch bedingt.

Lymphadenektomie (LAE)

Komplikationen nach LAE bei Tumornephrektomie [30]
- Prolongierter Lymphfluss und Drainage (>6 Tage) 34%
- Lymphozele 2,4%

Komplikationen nach retroperitonealer LAE (nerverhaltend)
In Tabelle 3.19 sind Angaben zur Häufigkeit von Komplikationen zusammengestellt.

Anmerkung. 75% der Patienten haben eine normale Samenanalyse bei Zustand nach nerverhaltender retroperitonealer Lymphadenektomie (RLA, [31]). Bei 76% kommt es zur erfolgreichen Konzeption nach nerverhaltender RLA. Die retrograde Ejakulation tritt im Stadium I oder bei nicht vergrößerten Lymphknoten nur in 2–4% auf. In höheren Stadien bei ausgeprägtem Lymphknotenbefall können bei erschwerter Präparation bis zu 30% eine retrograde Ejakulation aufweisen. Eine postoperative Erholung ist möglich.

Komplikationen nach pelviner LAE
Angaben zur Häufigkeit von Komplikationen sind in Tabelle 3.20 aufgeführt.

Anmerkung. McCullough berichtet über Lymphozelen (13%), Beckenhämatome (3%), transiente Lähmung des N. obturatorius (3%) und keine Todesfälle nach alleiniger pelviner LAE.

Komplikationen nach inguinaler LAE
- Infektionen
- Lymphödem
- Thrombose
- Embolie
- Lymphozele
- Verletzungen von Nerven, Gefäßen

Tabelle 3.19. Komplikationen nach retroperitonealer LAE

	Skinner et al. 1982 [116] [%]	Moul et al. 1989 [89] [%]	Baniel et al. 1995 [7] [%]
Patienten (n)	149	148	603
Mortalität	1,3	0	0,8
Blutung	–	5,4	0,3
Wundinfektion	3,4	–	4,8
Ileus	2,0	7,4	2,3
Atelektase	1,3	–	2,5
Aszites/Chylus	–	–	2,0
Lymphozele	0,7	2,0	1,7
Thrombophlebitis/Thrombose	2,0	0,7	–
Hydrozele >1 Jahr	–	2,0	–
Chronische LWS-Schmerzen	–	2,0	–
Nierenverlust	–	2,0	–
Hepatitis	–	1,4	–
Hernie	–	1,4	–
Nervenverletzung	–	–	1
Ureterverletzung	–	–	0,9
Harnwegsinfekt	–	–	0,8
Abszess		0,7	
Pneumonie		0,7	
Pleuraerguss		0,7	
Peritonitis	0,7	–	–
Aortoduodenale Fistel	–	0,7	–
Pankreatitis	–	0,7	0,9
Niereninfarkt	–	–	0,5
obere Gastrointestinalblutung	–	–	0,5
Kolonnekrose	–	–	0,1

Tabelle 3.20. Komplikationen nach pelviner LAE

	Sogani et al. 1981 [118] [%]	Herr et al. 1979 [59] [%]	McDowell et al. 1990 [84] [%]
Patienten (n)	187	75	217
Lymphozele	4,7	2,7	4,6
Wundinfekt	–	2,7	5,1
Thrombophlebitis	–	4,0	–
Ileus	–	–	3,7
Lungenembolie	–	2,7	0,9
Abszess	–	1,3	–
Myokardinfarkt	–	1,3	–
Beinödeme	–	1,6	0,5
Thrombose	–	–	0,5
Mortalität	–	1,3	–

Ureteropyeloplastik (nach Anderson-Hynes)

Komplikationen
- Pyelonephritis
- Sepsis
- Strikturrezidiv
- Urinfistel
- Ungenügendes Operationsergebnis, Harnstauungsniere (Schienung)
- Restenosierung
- Verletzung von Peritoneum, Pleura
- Arrosionsblutung durch Schiene oder Nierenfistel
- Nachblutung, Notoperation
- Partieller Niereninfarkt
- Verletzung von Nachbarorganen (Leber, Milz, Darm, größere Gefäße, Nerven)
- Darmverschluss
- Darmlähmung
- Abszess
- Narbenbruch

- Neuralgien
- Neurom

Mögliche Zusatzeingriffe
- Nephrektomie
- Blasenspiegelung
- retrograde Ureteropyelografie
- perioperative Ureterorenoskopie zum Ausschluss weiterer Engstellen

Nierenzystenresektion

Vgl. Abschn. 3.2.

Komplikationen [120]
- Wundinfektionen 1,3–2,6%
- Transfusion 2%
- Nephrektomie (wegen Blutung) 0,6%
- Cholezystitis 0,6%
- Myokardinfarkt, Angina pectoris <1%
- Thrombophlebitis <1%
- Pleuraerguss <1%
- unklares Fieber <1%
- Harnwegsinfekt

Mögliche Zusatzeingriffe
- Nephrektomie
- LAE
- Adrenalektomie bei Tumorbefall (intraoperativer Schnellschnitt) oder Organverletzung

Anmerkung. Bei Eröffnung des Hohlsystems besteht die Gefahr der Entstehung einer Urinfistel.

Adrenalektomie

Zur Adrenalektomie vgl. Abschn. 3.2.

Komplikationen
- Verletzung der V./A. renalis, Nephrektomie
- Blutdruckanstieg (z. B. bei Phäochromozytom)
- Blutungen (V. cava, Nebennierengefäße)
- Verletzung von Leber, Milz, Ileum, Dickdarm, Niere, Pankreas
- Verletzung von Nerven mit Lähmung und Missempfinden
- Hautknistern, Druckgefühl, Schulterschmerz nach laparoskopischen Operationen
- Unterfunktion der verbleibenden Restnebenniere (Tachykardie, Hypotonie, Abgeschlagenheit, Erbrechen)

Anmerkung. Die Restnebenniere übernimmt meist innerhalb einiger Monate die volle Funktion. Nach Entfernen beider Nebennieren ist eine lebenslange Substitution von Steroiden erforderlich (Notfallausweis!). Bei Patienten mit Morbus Cushing kann sich nach Adrenalektomie durch eine vermehrte Glukokortikoidbildung ein Hypophysenadenom bilden (weiterführende Behandlung!).

Nephropexie

Zur Nephropexie vgl. Abschn. 3.2.

Komplikationen
- Blutungen
- Wundinfektion
- Verlust der Niere
- Verletzung von Nachbarorganen (Peritoneum, Pleura, Leber, Milz, Nebenniere, Lunge, Darm)

Literatur

1. Ackermann R, Ebert T (1985) Komplikationen und Spätfolgen nach radikaler Zystektomie und supravesikaler Harnableitung. Urologe A 24: 150–155
2. Aragona F, Bass P, Glazel GP, Pagano F (1989) Acquired intravesical ureteral diverticulum: An unusual late complication of ureteroneocystostomy. J Urol 141: 1420–1421
3. Arai Y, Ishitoya S, Okubo K, Suzuki Y (1996) Transurethral interstitial laser coagulation for benign prostatic hyperplasia: treatment outcome and quality of life. Br J Urol 78: 93–98
4. Arap S, Abrao EG, de Goes GM (1981) Treatment and prevention of complications after extravesical antireflux technique. Eur Urol 7: 263–267
5. Balbay M, Ergen A, Sahin A, Lekili M, Ulucay S, Karaagaoglu E (1992) Development of urethral stricture after transurethral prostatectomy: a retrospective study. Int Urol Nephrol 24: 49–53
6. Baldassari M, Galosi AB, Cristalli AF, Servi L, Polito M Jr (1998) Interstitial laser coagulation of the prostate in patients with prostatic hypertrophy: preliminary results with medium-term follow-up. Arch Ital Urol Androl 70(3 Suppl): 31–35
7. Baniel J, Foster RS, Rowland RG, Bihrle R, Donohue JP (1995) Complications of post-chemotherapy retroperitoneal lymph node dissection. J Urol 153: 976–980
8. Belker AM, Thomas AJ, Fuchs EF, Konnak JW, Sharlip ID (1991) Results of 1469 microsurgical vesectomy reversals by the vasovasostomy study group. J Urol 145: 505–311
9. Bowsher WG, Shah PJR, Costello AJ, Tiptaft RC, Paris AMI, Blandy JP (1982) A critical appraisal of the Boari flap. Br J Urol 54: 682–685
10. Bruce RG, Kim FH, McRoberts JW (1996) Rhabdomyolysis and acute renal failure following radical perineal prostatectomy. Urology 47: 427–430
11. Bruskewitz R, Issa MM, Roehrborn CG, Naslund MJ, Perez-Marrero R, Shumaker BP, Oesterling JE (1998) A prospective, randomized 1-year clinical trial comparing transurethral needle ablation to transurethral resection of the prostate for the treatment of symptomatic benign prostatic hyperplasia. J Urol 159: 1588–1593
12. Burnham JP, Farrer J (1960) A group experience with uretero-ileal-cutaneous anastomosis for urinary diversion: results and complications of the isolated ileal conduit (Bricker procedure) in 96 patients. J Urol 83: 622–670
13. Carson CC (1989) Infections in genitourinary prostheses. Urol Clinics North Am 16: 139–147

14. Catalona WJ (1995) Surgical management of prostate cancer. Cancer 75: 1903–1908
15. Cerruti G, Tani F (1994) TUIP for infravesically obstructed BPH patients: a review of 300 cases. Arch Esp Urol 47: 911–914
16. Chiari R (1992) Internal urethrotomy. Urologe A 31: 259–261
17. Chilton CP, Morgan RJ, England HR, Paris AM, Blandy JP (1978) A critical evaluation of the results of transurethral resection of the prostate. Br J Urol 50: 542–546
18. Condie JD Jr, Cutherell L, Mian A (1999) Suprapubic prostatectomy for benign prostatic hyperplasia in rural Asia: 200 consecutive cases. Urology 54: 1012–1016
19. Davidson P, van den Ouden D, Schroeder FH (1996) Radical prostatectomy: Prospective assessment of mortality and morbidity. Eur Urol 29: 168–173
20. DePaula, F, Donadio D, Lauretti S, Brisciani A, Florio A (1997) Transurethral incision of prostate (TUIP) and retrograde ejaculation. Arch Ital Urol Androl 69: 163–166
21. Dillioglugil Ö, Leibman BD, Leibman NS, Kattan MW, Rosas A, Scardino PT (1997) Risk factors for complications and morbidity after radical retropubic prostatectomy. J Urol 157: 1760–1767
22. Doll HA, Black NA, McPherson K, Flood AB, Williams GB, Smith JC (1992) Mortality, morbidity and complications following transurethral resection of the prostate for benign prostatic hypertrophy. J Urol 147: 1566–1573
23. Donovan JF, Winfield HN (1992) Laparoscopic varix ligation. J Urol 147: 77–81
24. Du Fosse W, Billiet I, Mattelaer J (1998) Ureteroscopic treatment of ureteric lithiasis. Analysis of 354 procedures in a community hospital. Acta Urol Belg 66: 33–40
25. Duncan HJ, McInerney PD, Mundy AR (1993) Late erosion. A new complication of artificial urinary sphincters. Br J Urology 72: 597–598
26. Eastham JA, Kattan MW, Rogers E, Goad JR, Ohori M, Boone TB, Scardino PT (1996) Risk factors for urinary incontinence after radical prostatectomy. J Urol 156: 1707–1713
27. El Baz MA, Yousef AA, Moustafa H (1995) Transurethral incision of the bladder neck: an objective and subjective evaluation of its efficacy. Int Urol Nephrol 27: 717–721
28. Elder JS, Gibbons RP, Correa RJ, Brannen GE (1984) Morbidity of radical perineal prostatectomy following transurethral resection of the prostate. J Urol 132: 55–57
29. Evans R, Texter JH (1975) Partial cystectomy in the treatment of bladder cancer. J Urol 114: 391–393

30. Fabricius PG, Liedl B, Staehler G, Kokesch-Häuser S, Schmiedt E (1988) Ursachen, Prophylaxe und Therapie von Komplikationen der Lymphadenektomie nach Tumornephrektomie. Urologe A 27: 221–224
31. Foster RS, McNulty A, Rubin LR, Bennett R, Rowland RG, Sledge GW, Bihrle R, Donohue JP (1994) The fertility of patients with clinical stage I testis cancer managed by nerve sparing retroperitoneal lymph node dissection. J Urol 152: 1139–1143
32. Fowler FJ Jr, Barry MJ, Lu-Yao G, Roman A, Wasson J, Wennberg JE (1993) Patient-reported complications and follow-up treatment after radical prostatectomy. The National Medicare Experience: 1988–1990 (updated June 1993). Urology 42: 622–629
33. Francesca F, Scattoni V, Nava L, Pompa P, Grasso M, Rigatti P (1995) Failures and complications of transurethral ureteroscopy in 297 cases: conventional rigid instruments vs. small caliber semirigid ureteroscopes. Eur Urol 28: 112–115
34. Frank JD, Mor SB, Pryor (1981) The surgical correction of erectile deformities of the penis of 100 men. Br J Urol 53: 645–647
35. Frazier HA, Robertson JE, Paulson DF (1992) Complications of radical cystectomy and urinary diversion: A retrospective review of 675 cases in 2 decades. J Urol 148: 1401–1405
36. Freed SZ (1976) Vesicoureteral reflux following transurethral resection of bladder tumors. J Urol 116: 184–187
37. Fujita K, Kimura T, Saito K, Kitagawa M, Furuhata T, Uyama K, Ogura K et al. (1988) Epididymitis after transurethral prostatectomy. Clin Ther 10: 56–59
38. Galloway NTM, Davies N, Stephenson TP (1987) The complications of colposuspension. Br J Urol 138: 122–124
39. Gallucci M, Fortunato P, Schettini M, Vincenzoni A (1998) Management of hemorrhage after percutaneous renal sugery. J Endourol 12: 509–512
40. Ganabathi K, Leach GE, Zimmern PE, Dmochowski R (1994) Experience with the management of urethral diverticulum in 63 women. J Urol 152: 1445–1452
41. Gearhart JP, Rock JA (1989) Total ablation of the penis after circumcision with electrocautery: a method of management and long term follow up. J Urol 142: 799–801
42. Geary ES, Dendinger TE, Freiha FS, Stamey TA (1995) Incontinence and vesical neck strictures following radical retropubic prostatectomy. Urology 45: 1000–1006
43. Gee WF, Ansell JS (1976) Neonatal circumcision: A ten-year overview: With comparison of the gomco clamp and the plastibell device. Pediatrics 58: 824–827

44. Gerber GS, Bissada NK, Hulbert JC, Kavoussi LR, Moore RG, Kantoff PW, Rukstalis DB (1994) Laparoscopic retroperitoneal lymphadenectomy: multi-institutional analysis. J Urol 152: 1188–1191
45. Glass JM, Bdesha AS, Witherow RO (1998) Microwave thermotherapy: a long-term follow-up of 67 patients from a single centre. Br J Urol 81: 377–382
46. Goad JR, Eastham JA, Fitzgerald KB, Kattan MW, Collini MP, Yawn DH, Scardino PT (1995) Radical retropubic prostatectomy: Limited benefit of autologous blood donation. J Urol 154: 2103–2109
47. Goldwasser B, Bogokowsky B, Nativ O, Sidi AA, Jonas P, Many M (1983) Urinary infections following transurethral resection of bladder tumors-rate and source. J Urol 129: 1123–1124
48. Göll A, Albers P, Schoeneich G, Haidl G, Bürger R (1997) Hodenverlust durch hämorrhagische Infarzierung bei antegrader skrotaler Varikozelensklerosierung nach Tauber. Urologe A 36: 449–451
49. Gottfried HW, Krautschick A, Hefty R, Weber HM, Frohneberg D, Hautmann RE (1995) Transurethral laser ablation of the prostate (TULAP). Initial results with 188 patients. Urologe A 34: 132–137
50. Greenberger M, Steiner MS (1998) The University of Tennessee experience with the Indigo 830e laser device for the minimally invasive treatment of benign prostatic hyperplasia: interim analysis. World J Urol 16: 386–391
51. Guillonneau B, Cathelineau X, Barret E, Rozet F, Vallancien G (1998) Radical laparoscopic prostatectomy: Early results in 28 cases. Presse Medicale 27: 1570–1574
52. Hammerer P, Hübner D, Gonnermann D, Huland H (1995) Perioperative und postoperative Komplikationen der pelvinen Lymphadenektomie und radikalen Prostatektomie bei 320 konsekutiven Patienten. Urologe A 34: 334–342
53. Hanbury DC, Sethia KK (1995) Erectile function following transurethral prostatectomy. Br J Urol 75: 12–13
54. Harmon WJ, Sershon PD, Blute ML, Patterson DE, Segura JW (1997) Ureteroscopy: current practice and long-term complications. J Urol 157: 28–32
55. Hautmann RE, Sauter TW, Wenderoth UK (1994) Radical retropubic prostatectomy: morbidity and urinary continence in 418 consecutive cases. Urology 43: 47–51
56. Hautmann RE, de Petriconi R, Gottfried HW, Kleinschmidt K, Mattes R, Paiss T (1999) The ileal neobladder: complications and functional results in 363 patients after 11 years of followup. J Urol 161: 422–428
57. Healy B (1993) From the National Institutes of Health. Does vasectomy cause prostate cancer? JAMA 269: 2620–2623

58. Hellstrom P, Tammela T, Mehik A, Lukkarinen O, Kontturi M (1993) Efficacy and safety of bladder neck incision in patients with benign prostatic hyperplasia. Ann Chir Gynaecol (Suppl) 206: 19–23
59. Herr HW (1979) Complications of pelvic lymphadenectomy and retropubic prostatic ^{125}I implantation. Urology 14: 226–229
60. Herrando C, Batista JE, Chechile G, Lopez Duesa ML, Vicente J (1994) Bladder neck sclerosis after transurethral resection of the prostate. Actas Urol Esp 18: 85–89
61. Hjälmas K, Löhr G, Tamminen-Möbius T, Seppänen J, Olbing H, Wikström S (1992) Surgical results in the international reflux study in children (Europe). J Urol 148: 1657–1661
62. Hofstetter AG (1995) Laser in der Urologie, Springer, Berlin Heidelberg New York Tokyo
63. Holtgrewe HL, Valk WL (1962) Factors influencing the mortality and morbidity of transurethral prostatectomy: A study of 2,015 cases. J Urol 87: 450–459
64. Igel TC, Barrett DM, Segura JW, Benson RC, Rife CC (1987) Perioperative and postoperative complications from bilateral pelvic lymphadenectomy and radical retropubic prostatectomy. J Urol 137: 1189–1191
65. Iselin CE, Almagbaly U, Borst F, Rohner S, Schmidlin F, Campana A, Graber P (1997) Safety and efficiency of laparoscopic varicocelectomy in one hundred consecutive cases. Urol Int 58: 213–217
66. Janetschek G, Reissigl A, Peschel R, Hobisch A, Bartsch G (1994) Laparoskopische retroperitoneale Lymphadenektomie beim nichtseminomatösen Hodentumor klinisches Stadium I. Urologe A 33: 24–30
67. Janetschek G, Hobisch A, Holtl L, Bartsch G (1996) Retroperitoneal lymphadenectomy for clinical stage I nonseminomatous testicular tumor: laparoscopy versus open surgery and impact of learning curve. J Urol 156: 89–93
68. Janetschek G, Hobisch A, Hittmair A, Holtl L, Peschel R, Bartsch G (1999) Laparoscopic retroperitoneal lymphadenectomy after chemotherapy for stage IIB nonseminomatous testicular carcinoma. J Urol 161: 477–481
69. Johnson EM, Remucal MJ, Gillingham KJ, Dahms RA, Najarian JS, Matas AJ (1997) Complications and risks of living donor nephrectomy. Transplantation 64: 1124–1128
70. Jonas U, Petri E, Hohenfellner R (1979) Indication and value of bladder neck incision. Urol Int 34: 260–265
71. Kaplan AS (1998) Minimally invasive alternative therapeutic options for lower urinary tract symptoms. Urology 51 (4A Suppl): 32–37
72. Kass EJ, Marcol B (1992) Results of varicocele surgery in adolescents: A comparison of techniques. J Urol 148: 694–696

73. Kasztelan Z (1983) An analysis of complications following transurethral resection of bladder tumors. Z Urol Nephrol 76: 383–387
74. Kondas J, Szentgyorgyi E (1992) Transurethral resection of 1250 bladder tumours. Int Urol Nephrol 24: 35–42
75. Lassen PM, Kearse WS (1995) Rectal injuries during radical perineal prostatectomy. Urology 45: 266–268
76. Leach GE et al. (1998) Walsh, PC, Retik, AB, Vaughan ED, Wein AJ (eds) Surgery for vesicovaginal and urethrovaginal fistula and urethral diverticulum. Campbell's Urology, 7th edn, Saunders, Philadelphia, vol 1, p 1151
77. Lemack GE, Goldstein M (1996) Presence of sperm in the pre-vasectomy reversal semen analysis: incidence and implications. J Urol 155: 167–169
78. Lent V, Neuss A (1997) Management of bleeding, transfusion requirement and removal of catheters in transurethral prostate resection. Eur Urol 32: 257–267
79. Ljungberg B, Alamdari FI, Holmberg G, Granfors T, Duchek M (1998) Radical nephrectomy is still preferable in the treatment of localized renal cell carcinoma. Eur Urol 33: 79–85
80. Maar K, Closs JR, Hofmann N (1981) Untersuchungen zur Varikozelenoperation nach Palomo. Urologe A 20: 365–369
81. Madsen M, Rasmussen F, Strandgaard L (1975) Surgical treatment of ureterocele. Scand J Urol Nephrol 9: 226–229
82. McCullough DL, McLaughlin AP, Gittes RF (1977) Morbidity of pelvic lymphadenectomy and radical prostatectomy for prostatic cancer. J Urol 117: 206–207
83. McDougal WS (1998) Use of intestinal segments and urinary diversion. In: Walsh, PC, Retik, AB, Vaughan ED, Wein AJ (eds) Campbell's Urology, 7th edn, Saunders, Philadelphia, vol 3, p 3134
84. McDowell GC, Johnson JW, Tenney DM, Johnson DE (1990) Pelvic lymphadenectomy for staging clinically localized prostate cancer. Urology 35: 476–482
85. Mebust WK, Holtgrewe HL, Cockett AT, Peters PC (1989) Transurethral prostatectomy: immediate and postoperative complications. A cooperative study of 13 participating institutions evaluating 3,885 patients. J Urol 141: 243–247
86. Melchior J, Valk WL, Foret JD, Mebust WK (1974) Transurethral prostatectomy: computerized analysis of 2,223 consecutive cases. J Urol 112: 634–642
87. Melchior H, Seabert J (1993) Wie risikoreich ist die transurethrale Resektion der Prostata (TURP). Urologe B 33: 375–377
88. Mobb GE, Moisey CU (1988) Long-term follow-up of unilateral bladder neck incision. Br J Urol 62: 160–162

89. Moul JW, Robertson JE, George SL, Paulson DF, Walther PJ (1989) Complications of therapy for testicular cancer. J Urol 142: 1491–1496
90. Muschter R, Hofstetter A (1995) Interstitial laser therapy outcomes in benign prostatic hyperplasia. J Endourol 9: 129–135
91. Mydlo JH, Weinstein R, Shah S, Solliday M, Macchia RJ (1999) Long-term consequences from bladder perforation and/or violation in the presence of transitional cell carcinoma: results of a small series and a review of the literature. J Urol 161: 1128–1132
92. Nadelson EJ, Cohen M, Warner R, Leiter E (1984) Update: Varicocelectomy-A safe outpatient procedure. Urology 24: 259–261
93. Nitti VW, Kim Y, Combs AJ (1997) Voiding dysfunction following transurethral resection of the prostate: symptoms and urodynamic findings. J Urol 157: 600–603
94. Noe HN (1985) The role of dysfunctional voiding in failure or complication of ureteral reimplantation for primary reflux. J Urol 134: 1172–1175
95. Nouri M, Elkhadir K, el-Fassi J, Koutani A, Ibn-Attya A, Hachimi M, Lakrissa A (1999) Benign prostatic hypertrophy: clinical and therapeutic aspects. Review of 1,280 cases. Ann Urol Paris 33: 243–251
96. Novick AC, Stewart BH (1976) Partial cystectomy in the treatment of primary and secondary carcinoma of the bladder. J Urol 116: 570–574
97. Nurse DE, Mundy AR (1988) One hundred artificial sphincters. Br J Urology 61: 318–325
98. Padmore DE, Norman RW, Millard OH (1996) Analyses of indications for and outcomes of epididymectomy. J Urol 156: 95–96
99. Pansadoro V, Emiliozzi P (1996) Internal urethrotomy in the management of anterior urethral strictures: long-term followup. J Urol 156: 73–75
100. Perera ND, Hill JT (1998) Erectile and ejaculatory failure after transurethral prostatectomy. Ceylon Med J 43: 74–77
101. Perlmutter AP, Muschter R (1998) Interstitial laser prostatectomy. Mayo Clin Proc 73: 903–907
102. Quinlan DM, Epstein JI, Carter BS, Walsh PC (1991) Sexual function following radical prostatectomy: Influence of preservation of neurovascular bundles. J Urology 145: 998–1002
103. Riehmann M, Knes JM, Heisey D, Madsen PO, Bruskewitz RC (1995) Transurethral resection versus incision of the prostate: a randomized, prospective study. Urology 45: 768–775
104. Rodriguez WC, Rodriguez DD, Fortuno RF (1981) The operative treatment of hydrocele: A comparison of 4 basic techniques. J Urol 125: 804–805
105. Roos NP, Wennberg JE, Malenka DJ, Fisher ES, McPherson K, Andersen TF, Cohen MM et al. (1989) Mortality and reoperation after open

and transurethral resection of the prostate for benign prostatic hyperplasia. N Engl J Med 320: 1120–1124
106. Ross LS, Flom LS (1991) Azoospermia: A complication of hydrocele repair in a fertile population. J Urol 146: 852–853
107. Ruah J, Pereira M, Melo S, Correia F, Duarte J (1989) Internal urethrotomy under direct vision. Review of 183 operations. Arch Esp Urol 42: 783–786
108. Schou J, Holm NR, Meyhoff HH (1996) Sexual function in patients with symptomatic benign prostatic hyperplasia. Scand J Urol Nephrol Suppl 179: 119–122
109. Schulze H, Martin W, Hoch P, Finke W, Senge T (1995) TULIP (transurethral ultrasound-controlled laser-induced prostatectomy)-experiences with over 80 patients. Urologe A 34: 84–89
110. Schuman LM, Coulson AH, Mandel JS, Massey FJ Jr, O'Fallon WM (1993) Health status of American men: A study of post-vasectomy sequelae. J Clin Epidermiol 46: 497–458
111. Semm K (1979) Statistical survey of gynecological laparoscopy/pelviscopy in Germany till 1977. Endoscopy 11: 101–106
112. Sidney S, Quesenberry CP Jr, Sadler MC, Cattolica EV, Lydick EG, Guess HA (1992) Reoperation and mortality after surgical treatment of benign prostatic hypertrophy in a large prepaid medical care program. Med Care 30: 117–125
113. Siebels M, Schulz V, Andrassy K (1995) Systemic lupus erythematosus and silicosis. Dtsch Med Wochenschr 120: 214–218
114. Siebels M, Strasser S (1999) Die perioperative Antibiotikaprophylaxe bei offenen Operationen in der Urologie. In: Hofstetter, A (Hrsg) Urogenitale Infektionen, Springer, Berlin Heidelberg New York Tokyo S 321–335
115. Siebels M, Theodorakis J, Hofstetter A, Land W (2000) Risiken und Komplikationen bei 125 Lebendspender-Nephroureterektomien. Tx Med 12:126–135
116. Skinner DG, Melamud A, Lieskovsky G (1982) Complications of thoracoabdominal retroperitoneal lymph node dissection. J Urol 127: 1107–1110
117. Soderdahl DW, Knight RW, Hansberry KL (1996) Erectile dysfunction following transurethral resection of the prostate. J Urol 156: 1354–1356
118. Sogani PC, Watson RC, Whitmore WF (1981) Lymphocele after pelvic lymphadenectomy for urologic cancer. Urology 17: 39–43
119. Sohn M, Sikora R, Deutz FJ, Bohndorf K, Günther R (1988) Differenzierte mikrochirurgische Therapie bei vaskulär bdingter erektiler Impotenz. Urologe A 27: 164–172
120. Stanisic TH, Babcock JR, Grayhack JT (1977) Morbidity and mortality of renal exploration for cyst. Surg Gynecol Obstet 145: 733–736

121. Steenkamp JW, Heyns CF, de-Kock ML (1997) Internal urethrotomy versus dilation as treatment for male urethral strictures: a prospective, randomized comparison. J Urol 157: 98–101
122. Swanson DA, Borges PM (1983) Complications of transabdominal radical nephrectomy for renal cell carcinoma. J Urol 129: 704–707
123. Szabo R, Kessler R (1984) Hydrocele following internal spermatic vein ligation: A retrospective study and review of the literature. J Urol 132: 924–925
124. Tauber R, Johnsen N (1994) Antegrade scrotal sclerotherapy for the treatment of varicocele: Technique and late results. J Urol 151: 386–390
125. Uchida T, Adachi K, Ao T, Fujino A, Omata T, Yoshizawa K, Kurokawa J et al. (1993) Pre-operative, operative and postoperative complications in 2266 cases of transurethral resection of the prostate. Nippon Hinyokika Gakkai Zasshi 84: 897–905
126. Uchida T, Ao T, Ikeda S, Yokoyama E, Kadowaki K, Shoji K, Koshiba K (1990) Clinical statistics of the bladder tumor–transurethral resection cases. Hinyokika Kiyo 36: 1033–1038
127. Uchida T, Ohori M, Soh S, Sato T, Iwamura M, Ao T, Koshiba K (1999) Factors influencing morbidity in patients undergoing transurethral resection of the prostate. Urology 53: 98–105
128. Vanherpe H (1996) Prostata. In: Eichenauer R, Vanherpe H (Hrsg) Klinikleitfaden Urologie. 2. Aufl, Fischer, Stuttgart, S 342
129. Vicente-Rodriguez J, Sanchez-Martin F, Palou-Redorta J (1994) Transurethral resection versus transurethral incision in benign prostate hypertrophy–critical assessment. Arch Esp Urol 47: 915–922
130. Walsh PC, Epstein JI, Lowe FC (1987) Potency following radical cystprostatectomy with wide unilateral excision of the neurovascular bundle. J Urol 138: 823–827
131. Waltke E, Adams MB, Kauffman HM, Sampson D, Hodgson NB, Lawson RK (1982) Prospective randomized comparison of urologic complications in end-to-side versus politano-leadbetter ureteroneocystostomy in 131 human cadaver renal transplants. J Urol 128: 1170–1172
132. Weinstein SH, Navarre RJ Jr, Loening SA, Corry RJ (1980) Experience with live donor nephrectomy. J Urol 124: 321–323
133. Weldon VE, Travel FR, Neuwirth H (1997) Continence, potency and morbidity after radical perineal prostatectomy. J Urol 158: 1470–1475
134. Wenderoth U, Bachor R, Egghart G, Frohneberg D, Miller K, Hautmann RE (1990) The ileal neobladder: experience and results of more than 100 consecutive cases. J Urol 143: 492–497
135. Wiesel M, Carl S, Staehler G (1997) Living donor nephrectomy: A 28-year experience at Heidelberg University. Transplant Proceed 29: 2769
136. Winfield HN (1998) Laparoscopic retroperitoneal lymphadenectomy for cancer of the testis. Urol Clin North Am 25: 469–478

137. Wiskind AK, Creighton SM, Stanton SL (1992) The incidence of genital prolapse after the Burch colposuspension. Am J Obstet Gynecol 167: 399–405
138. Wosnitzer M, Roth JA (1983) Optical magnification and Doppler ultrasound probe for varicocelectomy. Urology 22: 24–26
139. Zincke H, Oesterling JE, Blute ML, Bergstralh EJ, Myers RP, Barrett DM (1994) Long-term (15 years) results after radical prostatectomy for clinically localized (stage T2c or lower) prostate cancer. J Urol 152: 1850–1857
140. Zwergel U, Wullich B, Lindenmeir U, Rohde V, Zwergel T (1998) Long-term results following transurethral resection of the prostate. Eur Urol 33: 476–480

KAPITEL 4 Spezielle Eingriffe beim Kind

R. Oberneder

4.1 Allgemeines

Verglichen mit der Erwachsenenurologie weist die Kinderurologie in Diagnostik und Therapie Besonderheiten auf, die bei der Aufklärung und Einverständniserklärung berücksichtigt werden müssen. Kinder und Minderjährige können selbst keine Einverständniserklärung unterzeichnen. Während ältere Kinder durchaus in bestimmte Entscheidungen miteinbezogen werden sollten, müssen für Neugeborene, Kleinkinder und jüngere Kinder die Eltern bzw. Erziehungsberechtigten notwendige Entscheidungen treffen und ihr schriftliches Einverständnis geben. Auch die Tatsache, dass in der Regel beide erziehungsberechtigten Elternteile in das Aufklärungsgespräch einbezogen werden und schriftlich Ihr Einverständnis geben müssen, im Einzelfall problematisch sein. Insbesondere bei Aufklärungsgesprächen, wo aus mehreren angebotenen Therapieoptionen eine ausgewählt werden muss, und bei elektiven Eingriffen wie z.B. Wunschzirkumzisionen oder Hypospadiekorrekturen muss ein Konsens zwischen den erziehungsberechtigten Elternteilen bestehen und schriftlich dokumentiert werden. Grundsätzlich ist daher die Anwesenheit beider Elternteile beim Aufklärungsgespräch dringend wünschenswert. Sollte dies nicht möglich sein, kann ein schriftliches Einverständnis des abwesenden Elternteils oder Erziehungsberechtigten auch nachgereicht werden. Diese muss explizit den Verzicht auf die persönliche Aufklärung, die hinreichende Information über den geplanten Eingriff und das schriftliche Einverständnis mit Datum enthalten. Auch eine telefonische Aufklärung mit einem mithörenden und gegenzeichnenden Zeugen kann notfalls ausreichen. Schwierigkeiten zwischen den Eltern bzw. Erziehungsberechtigten, wie sie häufig im Rahmen von Trennungen auftreten, können die Aufklärung bzw. das Einverständnis erschweren. Hier sollte besonders auf eine umfassende Aufklärung und das schriftliche Einverständnis beider Elternteile geachtet werden.

> Kinderurologisches Aufklärungsgespräch mit beiden Eltern und schriftliches Einverständnis von beiden Eltern bzw. Erziehungsberechtigten!

Anders als bei Erwachsenen können bei Neugeborenen, Säuglingen und Kleinkindern auch kleinere Eingriffe und diagnostische Maßnahmen meist nur in Narkose erfolgen. In dieser Situation sollte im Aufklärungsgespräch bzw. bei der Einverständniserklärung versucht werden, alle auch noch so unwahrscheinlichen möglichen Erweiterungen des Eingriffes in Betracht zu ziehen, um dem Kind eine eventuell notwendige zweite Narkose zu ersparen.

> Inhalte des Aufklärungsgespräches und schriftliches Einverständnis bei diagnostischen Eingriffen möglichst umfassend!

Neben den bereits erwähnten allgemeinen Besonderheiten muss für die meisten kinderurologischen Eingriffe analog zu den Erwachseneneingriffen aufgeklärt werden. Unterschiede können sich daraus ergeben, dass der richtige Zeitpunkt elektiver Operationen bei Kindern von Faktoren wie Körper- bzw. Organgröße, Wachstum, Reifung und psychologische Entwicklungsphasen abhängen kann, worauf die Eltern hinzuweisen sind.

> Der Zeitpunkt elektiver Operationen ist beeinflusst durch Körper- bzw. Organgröße, Wachstum, Reifung und psychologische Entwicklungsphasen.

Allgemeine Risiken, wie sie für alle operativen Eingriffe gelten, sollten bei Kindern explizit angesprochen werden. Dazu gehören Blutungen ggf. mit dem Risiko einer Blutübertragung, Infektionen, Verletzung benachbarter Organe und potenzielle Zweit- bzw. Folgeeingriffe.

4.2 Endoskopische Eingriffe beim Kind

4.2.1 Harnröhreneingriffe

Urethrozystoskopie

Vgl. Abschn. 3.1.1

CAVE: Bei Kindern stets in Narkose! Daher erweiterte Aufklärung und Einverständniserklärung über zusätzliche Maßnahmen.

Urethrotomia interna beim männlichen Kind

Zur Urethrotomia interna beim männlichen Kind vgl. Abschn. 3.1.1

Urethrotomia interna beim weiblichen Kind

Zur Urethrotomia interna beim weiblichen Kind vgl. Abschn. 3.1.1

Anmerkung. Als zusätzliche Komplikation Gefahr der Harnröhren-Scheiden-Fistel

Inzision oder Resektion von Harnröhrenklappen

Harnröhrenklappen führen zu einer subvesikalen Obstruktion und damit zu einer erheblichen Schädigung der Harnblase und des oberen Harntraktes. Häufig bestehen bei Diagnosestellung bereits schwere Schäden mit unterschiedlich ausgeprägter Niereninsuffizienz. Je nach Lokalisation und Ausprägung werden die Klappen inzidiert oder reseziert. Wichtig ist die komplette Beseitigung der Obstruktion und die Sicherung des Funktionserhaltes von Harnblase und Nieren. Hierzu können passagere oder dauerhafte Harnableitungen erforderlich sein. Über Art und Umfang dieser zusätzlichen Maßnahmen entscheidet die Schwere des Krankheitsbildes.

Komplikationen
Vgl. Abschn. 3.1.1

Anmerkung. Zusätzliche Verletzungen und narbige Strikturen der Pars prostatica urethrae sind möglich.
Selten Schliessmuskelverletzung, Inkontinenz

4.2.2 Harnblaseneingriffe

Zu Harnblaseneingriffen vgl. Abschn. 3.1.4

4.2.3 Harnleitereingriffe

Zu Harnleitereingriffen vgl. Abschn. 3.1.5

4.2.4 Niereneingriffe

Zu Niereneingriffen vgl. Abschn. 3.1.6

4.3 Offene Eingriffe beim Kind

Zu offenen Eingriffen vgl. Abschn. 3.3

KAPITEL 5 Sonstige Eingriffe

M. Siebels

5.1 Übertragung von Blutkonserven

Voraussetzung für eine risikoarme Übertragung von Erythrozytenkonzentraten ist deren Auswahl unter Berücksichtigung der AB0-Eigenschaften und der Rhesusfaktoren sowie die Durchführung von Antikörpersuchtests und die Kreuzprobe. Vor jeder Transfusion ist der Bedside-Test obligat.

Komplikationen
- Febrile, nicht hämolytische Transfusionsreaktion
- Urtikarielle Hautreaktion
- Hypervolämie
- Hämolytische Transfusionsreaktion (Schock)
- Posttransfusionelle Purpura
- Transfusionsinduzierte akute Lungeninsuffizienz (TRALI-Syndrom)
- Graft-versus-Host-Reaktionen
- Anaphylaktische Reaktionen
- Infektionen
- Hämosiderose (bei wiederholten Transfusionen)
- Thrombosen, Embolien (sehr selten; Transfusionsbesteck mit Filter benutzen!)

Anmerkung. Die Häufigkeit einer Infektion mit Hepatitis-Viren (mögliche Folgen: Leberentzündung, Leberzirrhose, Leberzellkarzinom) wird mit 1:40000–200000 übertragener Blutkonserven angenommen. Eine Infektion mit HI-Viren (Entwicklung von Aids) kommt etwa bei 1:2–3 Mio. Konserven vor.

5.2 Eigenblutspende

Die Eigenblutspende ist vor denjenigen Operationen sinnvoll, die in mehr als 10% der Fälle eine Bluttransfusion erfordern (z.B. radikale Prostatovesikulektomie, vgl. Abschn. 3.3). Etwa 6 Wochen vor dem Operationstermin wird mit der Eigenblutspende begonnen und im Abstand von 5–7 Tagen 400–500 ml Vollblut (Auftrennung in Erythozytenkonzentrat und Blutplasma) entnommen.

Komplikationen
- Entnahme
  - Hämatome
  - Thrombosen, Embolien
  - Blutbildveränderungen
  - Kreislaufschwäche bis Schock

- Rückgabe:
  - Herz-Kreislauf-Störungen (Volumenzufuhr)
  - Infektion, Sepsis

Anmerkung. Verkehrstauglichkeit kann nach Eigenblutspende beeinträchtigt sein (Begleitperson!). Bei Berufen mit besonderer Gefährdung (z.B. Dachdecker) Wiederaufnahme der Tätigkeit frühestens 6 h nach Spende.

5.3 Extrakorporale Stoßwellenlithotripsie (ESWL)

Komplikationen [5]
- Hämaturie bis 100%
- Koliken, Schmerzen bis 80%
- Petechiale Hautblutungen 70–80%
- Steinstraße (symptomatisch) 7–10%
- Hämatom, Nierentrauma 0,5%

- Bluttransfusion 0,09%
- Gramnegative Septikämie 0,08%
- Herzrhythmusstörungen 0,07%
- Offene Operation (Nephrektomie) 0,06%
- ESWL-induzierte Erosionen (Kolon- oder Duodenalblutung) Magen, Pankreatitis, pulmonale Blutung (sehr selten)
- Hypertonie (unwahrscheinlich)

5.4 Schwellkörperautoinjektionstherapie (SKAT)

Komplikationen
- Penisschmerzen 34%
- Hämatome (Einstichstelle) 3%
- Verlängerte Erektionen (4–6 h) 2%
- Lokale Rötung, Ödem 1–1,5%
- Schwellkörperfibrose (Penisdeviation) 1%
- Priapismus 0,5% (mögliche Folge: Dauerschädigung des Penis' mit komplettem Verlust der Erektionsfähigkeit)
- Infektionen, Urethraverletzung (Strikturgefahr), Kreislaufstörung (Hypotonie), allergische Reaktionen, anaphylaktischer Schock <1%

5.5 Chemotherapie (z. B. Hodenkarzinom)

Die hier genannten Komplikationen einer Chemotherapie beziehen sich zwar hauptsächlich auf die des Hodenkarzinoms, lassen sich aber auch auf Chemotherapien anderer Tumorentitäten (z. B. Blasentumor) übertragen. Auf Grund der unterschiedlichen Zusammensetzung der verschiedenen Chemotherapeutikaregimes lassen sich Prozentzahlen nicht eindeutig festlegen. Hinzu kommt, dass diesbezüglich verlässliche Studien fehlen.

Komplikationen
- Appetitlosigkeit, Übelkeit, Erbrechen
- Leukopenie (Infektanfälligkeit, ggf. Isolation)
- Thrombopenie (Blutungen)

- Panzytopenie
- Darmatonie, Diarrhö
- Alopezie
- Libidoverlust
- Azoospermie (teilweise dauerhaft)
- Parästhesien
- Muskellähmungen (Augen, Gesicht), selten andauernde Nervenlähmungen
- Niereninsuffizienz (selten Nierenversagen)
- vaskulär: Raynaud-Symptomatik, venöse Thrombosen, arterielle Gefäßkomplikationen
- Hautveränderungen (Schwellung der Finger, Pigmentstörungen)

Anmerkung. Natürlich sind Auftreten und Häufigkeit von Komplikationen bzw. Nebenwirkungen während einer Chemotherapie u. a. abhängig von Art, Zusammensetzung und auch Dosis der verschiedenen Therapien. Somit kann hier nur eine Auswahl der am häufigsten auftretenden Nebenwirkungen genannt werden. Eine vollständige Auflistung, auch unter dem Gesichtspunkt der verschiedenen Therapieprotokolle würde den Rahmen dieser Arbeit sprengen.

5.6 Bacillus-Calmette-Guèrin-Therapie (BCG)

Vor der Blasenspülung sollte der Patient wenig trinken, die BCG-Lösung sollte möglichst 2 h in der Blase verbleiben und der Patient sollte sich dabei normal bewegen. Anschließend Blase normal entleeren und reichlich trinken! Dem Patienten muss die Verwendung eines Kondoms beim Geschlechtsverkehr für eine Woche nach der Therapie empfohlen werden.

Die BCG-Therapie darf nicht angewendet werden bei Beeinträchtigungen des Immunsystems (s. unten), bei Hämaturie, bei Harnwegsinfektionen, während der Schwangerschaft und in der Stillperiode.

Komplikationen
- Dysurie 91%
- Pollakisurie 90%
- Hämaturie 46%

- Fieber 24%
- Krankheitsgefühl 18%
- Übelkeit 8%
- Arthralgien 2%
- Juckreiz 1%
- Granulomatöse Prostatitis 0,9%
- Pneumonie/Hepatitis 0,7%
- Sepsis 0,4%
- Ureterale Obstruktion 0,3%
- Schrumpfblase 0,2%
- Nierenabszess 0,1%
- Zytopenie 0,1%

Anmerkung. Vor der Applikation von BCG sollte ein zellulärer Immundefekt (aktive Tuberkulose, angeborene Immunmangelsyndrome, HIV-Infektion, Aids, Leukämie, Morbus Hodgkin, Zustand nach Nierentransplantation) ausgeschlossen werden. Dies kann durch eine sorgfältige Anamnese erfolgen (Frage nach Pilzinfektionen, häufige virale Infekte, immunsuppressive Begleitmedikation) und sollte in der Patientenakte dokumentiert werden. Im Zweifelsfall sollte vor der BCG-Behandlung ein Intrakutantest mit Recallantigenen (z. B. Multitest Merieux) durchgeführt werden. Eine seltene Immunreaktion kann in Form eines Reiter-Syndroms (Konjunktivitis, Arthritis, Zystitis/Urethritis) durch eine BCG-Therapie ausgelöst werden. Bei schweren Nebenwirkungen muss eine Therapie mit Antituberkulotika (z. B. INH) durchgeführt werden.

5.7 Hormontherapie (z. B. Prostatakarzinom)

Komplikationen
- Östrogene
  - Herz-Kreislauf-Erkrankungen
  - Thrombosen/Embolien
  - periphere Ödeme
  - Gynäkomastie (ggf. Bestrahlung, operative Entfernung notwendig)
  - Libido-/Erektionsverlust

▶ Antiandrogene
- Übelkeit, Diarrhö
- Herz-Kreislauf-Reaktionen
- Leberfunktionsstörungen
- Gynäkomastie (bei nichtsteroidalen Antiandrogenen)
- Libido-/Erektionsverlust

5.8 Nierentransplantation

Komplikationen
▶ Hydrozele bis 70% (meist asymptomatisch ohne Operationsindikation)
▶ Nierenarterienstenose 2–23%
▶ Lymphozele 0,6–18%
▶ Urinom
▶ Ureterobstruktion, Ureternekrose 1,1–10,7% (in der Regel nicht >2,5%)
▶ Urethrastriktur bis 6%
▶ Hyperakute Abstoßung bis 5%
▶ Venenthrombose 1–3,6% (meist medikamentös oder immunologisch, selten technisch bedingt)
▶ Urinfistel 0,5–3,5%
▶ Thrombose der Transplantatarterie <1,5%
▶ Funktionsstörung infolge Medikamententoxizität (Cyclosporin A, Aminogykoside etc.), Transplantatruptur (Abstoßung), hämolytisch-urämisches Syndrom (vaskuläre Abstoßung, medikamentös)
▶ Infektionen durch Immunsuppression (CMV, Herpes, allgemeine bakterielle Infekte, Nokardien, Pilze)
▶ Malignomentstehung durch Immunsuppression (Hauttumore (ca. 10-mal häufiger), Lymphome (bis 50-mal häufiger), Kaposi-Sarkom (400–500-mal häufiger)), durchschnittliches Auftreten bei 6% der Patienten, steigende Inzidenz nach Transplantation, abhängig u. a. auch von der Art und Häufigkeit von Rejektionstherapien (z. B. OKT3, ATG/ALG etc.).

Anmerkung. Aufklärung über eventuelle Spätkomplikationen (chronisch vaskuläre Abstoßung, Hepatitis B/C, Malignome, mit einer

Prednisolontherapie assoziierte Katarakte, Osteoporose, Osteonekrosen). De-novo- oder Rezidiv-Glomerulonephritis (GN) im Transplantat (Fokal segmentale GN 30%, membranoproliferative GN Typ I 20–30%, Typ II 100%, beim Alport-Syndrom entwickeln 10–15% eine rapid progrediente GN im Transplantat). Bei männlichen Transplantatempfängern muss in der Regel der Samenleiter auf der Seite des Transplantats durchtrennt werden (Aufklärung!).

5.9 Lebendnierentransplantation

Die Lebendnierentransplantation als Alternative zur Leichennierentransplantation gewinnt immer mehr an Bedeutung.

Groß angelegte multizentrische Studien haben gezeigt, dass das Morbiditäts- und Mortalitätsrisiko nach Spende einer Niere äußerst gering ist [3]. Ernsthafte Spätschäden sind bisher nicht bekannt geworden; es wurde lediglich das Auftreten einer Hypertonie und Proteinurie beschrieben. Darüber hinaus wies eine schwedische Arbeitsgruppe erst kürzlich nach, dass in Schweden Nierenspender im Vergleich zur übrigen Bevölkerung eine deutlich längere Lebenserwartung haben [1]. Im Hinblick auf die Selektion „besonders" gesunder Personen als Organspender ist diese Mitteilung nicht verwunderlich. Entscheidend ist jedoch, dass die Lebenserwartung von Nierenspendern nicht geringer ist.

Diese internationalen Studien sollten aber keineswegs darüber hinweg täuschen, dass die unilaterale Nephroureterektomie beim Lebendspender mit peri- und postoperativen Komplikationen, wie sie nach jedem operativen Eingriff vorkommen können, belastet ist – auch wenn diese zumeist nicht ernsthafter Natur sind. Auch wenn große Zentren, an denen Serien von über 1000 Spendernephrektomien durchgeführt wurden [2], keinen einzigen Todesfall zu verzeichnen haben, sind in Deutschland inzwischen vereinzelt Todesfälle nach Lebendnierenspende bekannt geworden.

Es versteht sich von selbst und ist darüber hinaus explizit im Deutschen Transplantationsgesetz zum Ausdruck gebracht, dass als Grundvoraussetzung bei der Planung einer Lebendnierentransplantation eine umfassende Aufklärung von potenziellem Spender und Empfänger zu erfolgen hat. Dabei müssen alle möglichen peri- und postoperativen Komplikationen aufgezeigt werden. Im Hinblick auf das Prinzip der freien Arzt-/Zentrumswahl hat ein Spender-Empfänger-Paar zudem Anrecht darauf, über die bisherigen Erfahrungen des aufgesuchten Transplantationszentrums informiert zu werden.

Hinsichtlich der möglichen Komplikationen bei Nephroureterektomien wird auf Abschn. 3.3 verwiesen.

Anmerkung. Das Beispiel eines Merkblattes zum Aufklärungsgespräch mit dem Arzt im Rahmen der Lebendnierenspende ist in der Zeitschrift „Urologe" [4] veröffentlicht.

Literatur

1. Fehrman-Ekholm I, Elinder CG, Stenbeck M, Tyden G, Groth CG (1997) Kidney donors live longer. Transplantation 64: 976–978
2. Jakobsen A (1997) Living renal transplantation the Oslo experience. Nephrol Dial Transpl 12: 1825-1827
3. Sanfilippo F, Thacker L, Vaughn WK (1990) Living-donor renal transplantation in SEOPF. The impact of histocompatibility, transfusions, and cyclosporine on outcome. Transplantation 49: 25-29
4. Werner W, Wilhelm S, Escholz G, Sperschneider H, Schubert J (1999) Aufklärungsstrategie vor geplanter Nierenlebendspende. Urologe A 38: 364–369
5. Wilbert DM, Heinz A, Jocham D, Eisenberger F, Chaussy-C (1997) Complications with portable ESWL – a multicenter study. Urologe A 36: 217–221

Sachverzeichnis

A
5-Aminolaevulinsäure 30, 31
Adenomenukleation 54, 85–86
Adnexitis 19
- Epididymitis 42, 53, 55–56, 58, 74, 75, 78, 79, 87
- Prostatitis 42, 50, 51, 53, 55–58, 123
Adrenalektomie 64, 65, 96, 97, 102, 103
Alkohol 25, 26
Allergie 15, 17
- Kontrastmittel (KM) 12–25, 58, 59, 60, 78
Alopezie 122
Alport-Syndrom 125
Aminokapronsäure 27
Anastomosenstriktur 81, 83–85
Anderson-Hynes 101
Antibiotikaprophylaxe 33
Antirefluxplastik 94–95
- Lich-Gregoir 94
- Paquin 94
- Politano-Leadbetter 94
Antituberkulotika (INH) 123
Appendektomie 97
artefizieller Sphinkter 50, 91
- Cuff-Erosion 91
- Cuff-Leck 91
Aspirationszytologie 32–33
Aufklärung 41
- Adressat der Aufklärung 5
- Begrenzung der Aufklärung 5
- Entbehrlichkeit der Aufklärung 5
- lebenseinschneidende Risiken 8
- Rechtzeitigkeit der Aufklärung 7
- Sicherheits- bzw. therapeutische Aufklärung 10
- Sicherungsaufklärung 10
Ausscheidungsurografie 13, 16
AV-Fistel 34
Azidose 92
- metabolisch 90
Azoospermie 73, 80, 122

B
Bacillus-Calmette-Guèrin-Therapie (BCG) 122–123
- Antituberkulotika 122
- Arthritis 122
- Reiter Syndrom 122
- Tuberkulose 122
Bauchhodenresektion 65
- Laparoskopie 62–69
Beckenabszess 84, 92
Behandlungsalternativen 2, 4
Beinvenenthrombose 82, 84, 85, 89, 92, 98
- Lungenembolie 26, 81, 84, 89, 92, 95, 101
Beweislastgesichtspunkte 9
Biopsie 25, 30, 32–34, 42–43, 84, 97

- Feinnadelaspirationsbiopsie 32–33
- Hodenbiopsie 77
- Nierenbiopsie 33–34
- Prostatabiopsie 32–33
Blasenaugmentation 87, 90
Blasendivertikel 18
- Divertikelresektion 86
Blasenhalssklerose 48, 49, 54
- Turner-Warwick 46
- transurethrale Blasenhalsinzision 46, 49, 52, 54
- transurethrale Resektion der Prostata 47–52
Blaseninstabilität 90
Blasenruptur 18, 91
Blasentamponade 34, 43, 48, 53, 57
Blasenteilresektion 87
Blasentumor 23, 56, 57
- Biopsie 58
- Karzinoma in situ (Cis) 56
- Lasertherapie 56
- photodynamische Diagnostik 31
- Spülzytologie 58, 31
- transurethrale Elektroresektion 57
Blutkonserven 119
Bluttransfusion 34, 41, 43, 48, 53, 58, 86, 96, 120
- autolog 80, 84
- Eigenblutspende 4, 41, 120
- Fremdbluttransfusionen 4, 119
- hämolytische Transfusionsreaktion 119
- posttransfusionelle Purpura 119
- Schock 119
- TRALI-Syndrom 119
- Transfusionsreaktion 119
Boari-Plastik 95

C
Chemotherapie 70, 74, 88, 121
Computertomografie (CT) 13, 16, 22

- Spiral-CT 22
Cystofix 57

D
Darmdivertikeloperation 97
Detrusorinstabilität 49
Dialyse 16, 26, 29, 34, 97
Diathermieschaden 69
Divertikulektomie 87
Dolmetscher 5
- ausländische Patienten 5

E
Eingriffe
- ambulante Eingriffe 8, 80
- Dringlichkeit 3, 6
Einwilligung 9
- mutmaßliche 6, 9
- hypothetische 10
Embolisation 25–28, 34, 61, 62
- arterio-venöse Malformation 26
- Becken 27
- kapillar 25
- Nierenzellkarzinom 26
- peripher 25
- zentral 25
Enterozele 91
Epididymektomie 74
- epididymale Cyste 74
Epididymitis 74, 75, 78, 79, 87
- Epididymo-Orchitis 86
erektile Dysfunktion 48, 55, 56, 84
Essigsäuremarkierung 31
Ethibloc 25, 26

F
Fistelbildung 44, 51, 69, 92, 95, 100, 117
Fornixruptur 17, 21

G
Gadolinium-DTPA 14–16, 24
Gelfoampartikel 25, 27

Gianturco-Anderson-Wallace-
(GAW)-Spirale 25, 27
Glomerulonephritis
- fokal segmental 125
- membranoproliferativ 125
- rapid progredient 125
Graft-versus-Host-Reaktion 119

H
Harninkontinenz 43, 44, 49–51, 56, 58, 84
- Abriss 60
- Harnleiter 20, 43, 58–61, 64, 66, 81, 83, 94, 95, 118
- Neueinpflanzung 21, 83, 87, 94
- Perforation 60
- Schiene (DJ) 21, 49, 58–61, 86, 87
- Striktur 60–62
- Verschluss 83, 87
Harnröhre 19, 31, 42–46, 117
- Blasen-Anastomose 83
- Divertikel 71
- Klappen 18, 117
- Schmerzen 19
- Strikturen 18, 19
- Urethritis 19, 42, 44, 45, 48, 123
- Verletzung 18, 33, 35, 41
Hodenatrophie 74, 79, 80
Hodenfreilegung 80
- inguinale Semikastration 73
Hodennekrose 78, 79
Hodensuche 65, 68
Hodentorsion 80
Hodenverlust 79
Hormontherapie 123
Hospitalisation 33, 64
Hydrozele 72, 73, 78, 79, 100, 124
- Hydrozelenoperation 72
Hypophysenadenom 103
Hypospadiekorrektur 115

I
Ileum-Neoblase 21, 88–90, 92
- Conduit 21, 92

Inkontinenz 43, 44–46, 52, 56, 86
- nächtliche Inkontinenz 88
- Stressinkontinenz 4, 18, 49, 53, 58, 71, 83, 84, 90, 91
- Urgeinkontinenz 4, 49
intraoperative Erweiterungen 9
Ivalon 25

J
Jod 13–23

K
Karzinoma in situ 56
Kastrationsängste 69
Kavernosografie 17
Kavernosometrie 17
Kinderurologie 115–118
Kleinkinder 17, 115–118
Knallgasexplosion 48
Kohabitationspause 70, 71, 75
Kolikschmerzen 17, 120
- periurethrale Injektion 44–46
Kolonconduit 92
Kontrast 14
- negativer Kontrast 14
- positiver Kontrast 14
Kontrastmittel 13–39, 60
- Asthmaanfall 15
- Kontrastmittelreaktion 13–39, 78
- Larynxödem 15
- Schock 15, 47, 119–121

L
Laparoskopie 49, 79
- laparoskopische Eingriffe 62–69
- laparoskopische Ligatur der V. spermatica 79
- laparoskopische Nephropexie 68
- laparoskopische Ureterolyse 68
Laser 50, 52–57, 59
- interstitielle Laserkoagulation (ILK) 53, 54
- Neodym:YAG Laser 53, 54
- Diodenlaser 53, 54

- Lasertherapie von Harnblasentumoren 56
- pelviskopische Assistenz von Lasereingriffen 65, 68
- photochemische Prozesse 52

Laserfaserbruch 53
Laserschutzbrillen 53
Lasersystem 52
Leberresektion 100
Lich-Gregoir 94
Lithotripsie 59, 120
- elektrohydraulisch (EHL) 59
- extrakorporale Stosswellen Lithotripsie (ESWL) 120
- laserinduziert (LISL) 59
- ultraschallgesteuert 59

Lungenembolie 26, 81, 82, 84, 89, 92, 101,
Lymphadenektomie 70, 74, 99–101
- pelvine Lymphadenektomie 101
- retroperitoneale Lymphadenektomie 64, 67, 99, 100
- Tumornephrektomie 99

Lymphozele 81–83, 89, 99–101, 124
- offene Lymphozelenfensterung 83
- laparoskopische Lymphozelenfensterung 65, 67

Lyodura-Band 4

M

Magnetresonanztomografie (MRT) 14–16, 21, 23, 24
Makrohämaturie 33–35, 61
Meatotomie 49, 58, 69
Meatusstenose 43, 69, 70, 83
MESA (microscopic epididymal sperm aspiration) 77
Miktionszystourethrografie 18
Minderjährig 2, 5, 115
Morzellation 64, 66, 67
Muskellähmung 122

N

Narkoserisiko 9
Nephrektomie 64–67, 96–98, 102, 103, 121
Nephrolitholapaxie 61
- perkutane Nephrolithotomie (PNL) 61

Nephropexie 65, 68, 103
Nephrotoxizität 16
Nephroureterektomie 64, 66, 96, 97, 125
Nervenverletzung 3, 29, 40, 51, 72, 79, 98, 100, 101, 122
- N. iliohypogastricus 97
- N. obturatorius 99
- N. subcostalis 97
- neurovaskuläres Bündel 67, 85, 88

Neugeborene 114
Nierenarteriendilatation 28
- transluminale Angioplastie 28, 29

Nierenarterienstenose 25, 124
Nierenhämatom 34
Nierenstauung 86
Nierentransplantation 42, 124
- Lebendnierentransplantation 125

Nierenversagen 61, 90
- akut 28, 61, 81, 82, 85, 96, 98, 122
- Kontrastmittelinduziert 15, 16

Nierenzellkarzinom 26
- Adrenalektomie 103
- Lymphadenektomie 99
- radikale Tumornephrektomie 64, 66, 97, 98

Nierenzystenresektion 102
- Laparoskopie 65, 67

O

Operationserweiterung 9
Operationstrauma 64
Orchidofunikulolyse 80
Orchidopexie 80
- Hodentorsion 80

Orchiektomie 72–74, 77, 80

– plastische Orchiektomie 77, 80
Osteitis pubis 91
Osteoporose 78, 125

P
Pankreasentfernung 97
Panzytopenie 121
Paquin 94
Penis 24, 28, 44, 69–72, 121
– Penisdeviation 71, 121
– Penisverkürzung 71
– Prothese 49, 91
– Revaskularisierung (erektile Impotenz) 72
Perforation 29, 44, 55
– Darm 51, 62, 85
– Gefäße 78
– Harnblase 43, 50, 58
– Harnleiter 60
– Harnröhre 42
– Nierenbecken 60–62
– Peritoneum 47, 58
– Prostata 43, 47, 51, 58
– Rektum 47, 85
Peyronie'sche Krankheit 72
Pyelografie
– Antegrad 21
– Retrograd 13, 20, 102
Phäochromozytom 103
Photodynamische Diagnostik (PDD) 29–32
– Bowenoide Papulose 31
– Buschke-Löwenstein-Tumor 31
– Condylomata acuminata 31, 70
– Condylomata plana 31
– Harnblase 29, 30
– HPV-Effloreszenzen 31, 32
– subklinische HPV-Effloreszenzen 31
Politano-Leadbetter 94, 95
Polytetrafluoroethylen 44, 45
Post-Vasektomie-Schmerzsyndrom 75
Potenzerhaltung 85

Priapismus 121
Prostatahyperplasie 47, 50
– Adenomenukleation 85, 86
– interstitielle Laserkoagulation (ILK) 53, 54
– Lasertherapie 52–56
– perineale Prostatektomie 85
– suprapubische Prostatektomie 85
– Thermotherapie 50, 51
– transurethrale Laserablation (TULAP) 55, 56
– transurethrale Nadelablation (TUNA) 51, 52
– transurethrale Resektion 47–50
– transurethrale ultraschallgesteuerte laserinduzierte Prostatektomie (TULIP) 54, 55
– TUR-Syndrom 47
Prostatakarzinom 80–85
– Hormontherapie 78, 123, 124
– laparoskopische Lymphadenektomie 64, 67,
– pelvine Lymphadenektomie 99, 101
– perineale Prostatektomie 67, 85
– plastische Orchiektomie 77, 78, 80
– radikale Prostatovesikulektomie 64, 67, 80–85
Psoas-Bladder-Hitch 95
Pufi 57

R
Reflux 18, 19, 47, 89, 65
– Vesikorenal 87, 95
– Vesikoureteral 58, 90, 94, 95
Rektozele 91
Rektumverletzung 51, 85, 86
Restharn 48, 86, 90
Retrograde Ejakulation 46–56, 85, 98

S
Samenanalyse 77, 99
Samengranulom 75

Sachverzeichnis

Samenspende 73
Samenuntersuchung 75
Schadensersatzansprüche 1, 76
Schilddrüsenfunktion 17
- Entgleisung 17
- Überfunktion 17
Schleimretention 89
Schock 47
Schrumpfblase 57, 58, 123
Schwangerschaft 17, 24, 75–77, 122
Schwellkörperautoinjektionstherapie (SKAT) 121
Schwellkörperfibrose 44, 121
Semikastration 73
- Inguinal 73, 74
- Skrotal 77
Septikämie 88, 120
Sheldon-Katheter 97
Silikonpolymere 44
Sklerosierung (retrograd, antegrad) 78
Skrotalhämatom 72, 78
Spermatozelenabtragung 73
Splenektomie 96–98
Steinstrasse 120
Sterilität 72, 80
Supravesikale Harnableitung 88, 92

T
TESE (testikuläre Spermatozoenextraktion) 77
Thermotherapie 50, 51
Tuberkulose 123
Tumorthrombus 98
Tumorzellstreuung 33, 56, 58, 64, 66
Turner-Warwick 46
TUR-Syndrom 47

U
Ureternekrose 124
Ureterobstruktion 61, 124
Ureteropyelografie 20, 102
Ureteropyeloplastik 101, 102
Ureterorenoskopie (URS) 59, 60
Ureterosigmoideostomie 92
Ureterozele 94
- offene Ureterozelenresektion 95
Ureterozystoneostomie 95
Urethralstenose 43
Urethrastriktur 43, 49, 70, 124
Urethrografie 18, 19
Urethrotomia interna 43, 44, 117
Urethrozystografie 19
Urethrozystoskopie 42
Urinfistel 57, 61, 90, 95, 97, 101, 102, 124
Urinleck 81
Urodynamik 34–36, 95
Urogramm 13, 21, 22
Urosepsis 21, 22, 42, 62
Uterusprolaps 91

V
Varikozelenoperation 65, 68, 78, 79
Vasektomie 74–76
Vasovasostomie 76, 77
Verbrennung 48
vesikokutane Fistel 86, 94
Vitamin B_{12}-Mangel 90

W
Wasserintoxikation 62
Willensunfähig 2

Z
Zirkumzision 69, 71
- Wunschzirkumzision 115
Zyanoakrylat/Lipiodol-Injektion 25, 27
Zystektomie 87–90
Zystogramm 18, 58
Zystostomie 57
Zystozele 91

MIX
Papier aus verantwortungsvollen Quellen
Paper from responsible sources
FSC® C105338

If you have any concerns about our products,
you can contact us on
ProductSafety@springernature.com

In case Publisher is established outside the EU,
the EU authorized representative is:
**Springer Nature Customer Service Center GmbH
Europaplatz 3, 69115 Heidelberg, Germany**

Printed by Libri Plureos GmbH
in Hamburg, Germany